マネジメントの質を高める!
ナースマネジャーのための
問題解決術

problem solving skills for nurse managers

小林美亜 ＋ 鐘江康一郎 ● 著

医学書院

マネジメントの質を高める！
ナースマネジャーのための問題解決術

発　行	2014年 1月15日　第1版第1刷Ⓒ
	2024年 6月 1日　第1版第6刷

著　　　小林美亜　鐘江康一郎
　　　　こばやしみあ　かねがえこういちろう

発行者　株式会社　医学書院
　　　　代表取締役　金原　俊
　　　　〒113-8719　東京都文京区本郷 1-28-23
　　　　電話　03-3817-5600（社内案内）

印刷・製本　アイワード

本書の複製権・翻訳権・上映権・譲渡権・貸与権・公衆送信権（送信可能化権を含む）は株式会社医学書院が保有します．

ISBN978-4-260-01921-7

本書を無断で複製する行為（複写，スキャン，デジタルデータ化など）は，「私的使用のための複製」など著作権法上の限られた例外を除き禁じられています．大学，病院，診療所，企業などにおいて，業務上使用する目的（診療，研究活動を含む）で上記の行為を行うことは，その使用範囲が内部的であっても，私的使用には該当せず，違法です．また私的使用に該当する場合であっても，代行業者等の第三者に依頼して上記の行為を行うことは違法となります．

JCOPY 〈出版者著作権管理機構　委託出版物〉
本書の無断複製は著作権法上での例外を除き禁じられています．複製される場合は，そのつど事前に，出版者著作権管理機構（電話 03-5244-5088，FAX 03-5244-5089，info@jcopy.or.jp）の許諾を得てください．

introduction

問題解決のピットフォール
落とし穴

　看護に手順があるのと同じように、問題解決にも一定の手順があります。その手順を踏まないと、ピットフォール（落とし穴）に陥ってしまいます。ここでは看護現場での問題解決において陥りやすいピットフォールをあげてみました。「こんなこと、あるある」という心当たりのある方は、きっと本書が力になるはずです。

 **そもそも、それは本当に「問題」なのか**

　「現代経営学の父」と呼ばれている経営学者ピーター・ドラッカーは「経営における最も重大な過ちは、間違った答えを出すことではなく、間違った問いに答えることだ」と言っています。

　例えば「いま何が問題ですか？」と聞かれた外来看護師長が、「外来の待ち時間が長いこと」と答えたとします。これは「問題」だと言えるでしょうか？

　いいえ。残念ながら「外来の待ち時間が長い」というだけでは、(たとえそれが事実であったとしても)、それを「問題」だと言うことはできません。

　なぜでしょうか？　それは「待ち時間が長い」ということ自体はプラスにもマイナスにも評価しうる中立的な「事象」に過ぎないからです。その「事象」を解消せずに放置した場合にどのような不具合が生じるのかを明らかにすることではじめて、それを「問題」として捉えることができます。

　例えば待ち時間の長さを放置することで、

「患者満足度が低下する」
→「患者数が減少する」
→「収入が減少する」

　という具合に、組織全体への悪影響が発生するということが説明できれば、それは改善に取り組むべき「問題」であると言えます。

しかし患者さんが「どれだけ待ってでも診てもらいたい」「人気だから仕方がない」と思ってくれるような人気医師であったり、「待ち時間が苦にならない」と言ったりしているようであれば、「待ち時間が長いこと」は解決すべき「問題」ではないと考えられます。

もちろん、現実には「外来の待ち時間が長いこと」は多くの病院にとって「問題」であるケースがほとんどでしょう。しかし、そうした先入観で判断するのではなく、それが本当に解決すべき「問題」なのか、中立的な「事象」に過ぎないのかを常に問い直す手順を忘れてはいけないのです。

ピットフォール 2　「目的」と「手段」を取り違えてしまう

「目的」と「手段」の取り違えも、よくあるピットフォールと言えます。

引き続き、外来待ち時間の例を用いて説明します。さまざまな分析の結果、外来の待ち時間の長さが病院全体に与えているマイナスの影響が大きく、これは中立的な「事象」ではなく、解決すべき「問題」だと定義されたとします。

では、「外来の待ち時間を短くすること」が、このプロジェクトの「目的」となるのでしょうか？　いいえ、それは違います。「外来の待ち時間を短くすること」は、「外来患者の満足度を高める」「外来患者数を増やす」、ひいては「外来収入を増加させる」という「目的」を達成するための「手段」のひとつに過ぎません。外来患者の満足度を高める方法は、待ち時間を短くすること以外にもたくさんあるはずです。

この「目的」と「手段」の取り違えは、非常に起こりやすいピットフォールです。待ち時間を短くすることを目的と捉えてしまうことで、「待ち時間を短くすること」以外の解決策、例えば「待ち時間を有効に利用してもらう」といったアイデアが出てこなくなってしまいます。

　問題解決に取り組みはじめた当初は「目的」と「手段」を明確に区別できていても、時間が経過するうちに、もともとの目的を見失ってしまうことはよくあります。患者満足度を高めることが目的だったのに、待ち時間を短くすることが目的になってしまう（これを「手段の目的化」と言います）。あなたの病院や部署で、そんなことが起きていませんか？

　「何のために、この活動をしているのか？」を常に意識しておかないと、まったく関係のない問題を解かなければならない状況に陥ります。問題解決に取り組む中で、常にもともとの「目的」に立ち返るようにしておくことが必要です。

 **組織全体への影響を考えていない**

　組織全体の視点を忘れ、一部の部署や個人の視点で問題解決を行ってしまうのも、陥りやすいピットフォールの1つです。

　このピットフォールには、2つのパターンがあります。1つは、問題解決を推進する際に、関連する部署や職種のことを考えずに、独断で進めてしまうというパターン。これは「自分たちの問題には他部署は関係ない」という思い込みが原因です。もう1つは、プラスの効果ばかりを考えるあまりに、マイナスの影響を見逃してし

まうパターンです。これは他部署の業務を十分に理解していない場合に陥りやすいピットフォールです。

　問題解決とは、人の行動やプロセスの一部を変えることです。それは、業務の流れを変えることかもしれませんし、使用する道具を変えることかもしれません。いずれにしても、これまでのやり方に修正を加える以上、その影響を受ける「何か」が必ずあります。したがって、解決策を考えるときや実行するときは、それが影響を及ぼす範囲をできる限り広く想像し、手を打っておくことが求められます。

　例えば安全性を高めるための対策として、取り違えを起こしやすい薬剤Aの使用を停止したとします。ところが、オーダリングシステムの薬剤情報が更新されなかったために、薬剤Aが使用停止になったことを知らなかった医師がオーダーしてしまったらどうなるでしょう？　また、患者さんに配布する資料にも、薬剤Aの写真が掲載されたままだったら？　せっかく問題解決に取り組んでも、このように、思いもよらないところに混乱をもたらしてしまうケースがあります。

　実は、専門職である医療者の多くは、この「組織全体への影響を考えること」があまり得意ではありません。専門職によって構成された病院組織では通常、自分の業務範囲外のことを気にかける必要がないからです。しかし、**自分の所属する部署の問題解決は、必ず他の部署に影響を及ぼすということを意識していないと、思わぬピットフォールに陥るのです。**

ピットフォール ④ 解決策に「仮説」がない

　「仮説思考」を忘れてしまうことも、よく見られるピットフォールのひとつです。

　看護診断を実施する際には、患者観察などから得られた情報をもとに仮説を立て、専門家としてクリティカルシンキングを行い、そのうえで自分の仮説が正しいかどうかを検証するという手順を踏みます。自らの知識と経験に基づく仮説があってはじめて、患者さんに適切なケアを提供することができるのです。

　看護管理における問題解決でも、この仮説思考が基本です。仮説思考の正しい手順は、問題を認識したら解決策につながる仮説を立て、その仮説が妥当なものかを確認するためにデータを集め、分析するというものです。

　しかし、問題解決の現場ではこの順序を無視し、「とりあえずデータを集めてみよう」「手元にデータがあるから、とりあえず分析でもしてみよう」というアプローチがしばしば見られます。これでは時間と労力のムダです。データをもとに作成された資料は一見キレイなグラフや表にまとめられています。しかし、仮説もなく単にデータをグラフ化しただけの資料からは、明確な解決策は得られません。

　電子カルテが導入されるようになり、データを比較的容易に抽出することができるようになった病院では、こうしたピットフォールに陥りやすいので注意が必要です。「分析の前に仮説あり」が原則です。

 ## 十分な分析を行わず、思いついた解決策に着手してしまう

　問題解決では必ず複数の解決策を比較して、最適の解決策を選ぶ必要がありますが、現場ではしばしば、**最初に思いついた**解決策に取り組んでしまうことがあります。

　例えば「業務が就業時間内に終わらないので（問題）、スタッフをもっと増やすべきだ（解決策）」と、問題提起と解決策を同時に口にする人がいます。もちろん、「業務が終業時間に終わらない」という問題に対し、「人を増やす」という解決策が正しい可能性もあるでしょう。しかし、他の可能性を検討する必要はないでしょうか？

　就業時間内に業務が終わらない原因は、人手不足以外にもさまざまな理由が考えられます。もしかしたら「必要のない業務」に時間を取られている可能性があるかもしれませんし、先輩や上司への配慮といった精神的なものかもしれません。問題解決にあたる際には、あらゆる可能性を吟味する必要があります。

　また、組織における問題解決では、スタッフ一人ひとりが行動を変えることによって最終的なゴール（課題達成）に向かうことが必要になります。つまり、行動を変える必要のあるスタッフ全員が、その解決策に納得する必要があるのです。そのためには、たまたま思いついた解決案ではなく、「あらゆる代替案を検討した結果、これが最適のプランです。なぜならば……（分析データを示す）」と説明することができれば、実際に行動を変えるメンバーの納得を得る可能性は高まるでしょう。

ピットフォール 6　データの読み違え

　データの読み違えは問題解決の方向性を大きく誤らせるピットフォールとなります。例えば「当院の看護師の平均在職年数は、5年前は9.8年だったが、今年10.5年に延びている。したがって、当院の看護師の離職率は改善されている」というデータの読み解き方は正しいといえるでしょうか？　もし正しくないとすれば、どこが間違っているでしょうか？

　答えは「必ずしも正しいとは言えない」です。順を追ってみてみましょう。

　平均在職年数は、「（在籍している人の勤続年数の合計値）÷（在籍している人数）」という式で算出されます。仮に、この病院に20年目の看護師Aさんと、2年目の看護師Bさんの合計2人しかいないとすると、平均在職年数は、

（20年＋2年）÷2人＝11年

となります。そこで今年、2年目のBさんが辞めてしまったとします。すると、翌年の平均在職年数は21年目のAさんが1人だけですので、21年となります。つまり、**若い世代が離職すると、平均在職年数は長くなるのです**。したがって、「平均在職年数が延びた」→「離職率は改善している」という解釈は間違っている可能性があるのです。

　在院日数、患者満足度、離職率など、統計的なデータを読み解く

スキルは、問題解決において欠かすことはできません。問題の原因を特定したり、複数の解決案の良し悪しを客観的に評価したりするためには、データを正しく分析し、その意味を正確に理解する必要があります。このスキルは問題解決の成否を分けると言っても過言ではないくらい重要なものです。

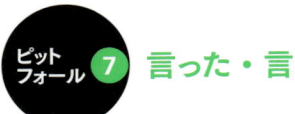 **言った・言わない問題**

「言った・言わない問題」については、みなさんの多くが心当たりのあるところだと思います。例えば、

「看護師の配置人数を増やしてくれるという約束ではなかったでしょうか？」
「いいえ、そう言った覚えはありません」

という押し問答が始まってしまっては、せっかく綿密なデータと分析に基づいた問題解決プロジェクトを立ち上げても、実行に移すことができません。

こうした「言った・言わない問題」は、プロジェクトがスタートする段階で問題点を明確に定義することや、解決策を考えるうえでの可変領域（できること）と不変領域（できないこと）を文書化し共有しておくことで回避できます。これはチームで問題解決に取り組む際の大前提とも言えるでしょう。本書ではこうした「言った・言わない」問題を回避する手順とツールを紹介しています。

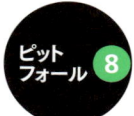 **ピットフォール 8　解決したはずの問題がぶり返す**

　一度解決したはずの問題が時間とともに再発してしまうことも、よくあるピットフォールのひとつです。

　期間限定でチームを組んで問題解決にあたる「プロジェクト」は、医療にたとえるならば「手術」です。無事に手術を終え、退院した患者さんに定期的なフォローアップが必要であるのと同じように、一度解決した問題にも継続的なフォローアップが必要です。目標は、プロジェクトチームがサポートをしなくても、自立して勝手にうまくいくようになることです。いくらうまくいっているからといって、いつまでもプロジェクトチームが面倒を見続けなければならないプロジェクトは成功とは言えません。「手離れの良さ」も、問題解決における重要な評価項目なのです。

　いかがでしたでしょうか？　ここにあげたピットフォールのうち、ひとつでも心当たりがあるようなら、あなたのこれまでの問題解決は、十分に効率的なものとなっていなかった可能性があります。

　本書の第2章の7つのステップと、そこに組み込まれた手順をひとつずつこなしていくことによって、これらのピットフォールは回避できるようになります。ぜひ本書で学んでいただくことによって、より効率的で無駄のない問題解決力を身につけてください。

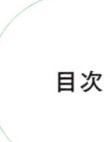

目次

introduction 問題解決のピットフォール
鐘江康一郎

- ピットフォール1 そもそも、それは本当に「問題」なのか…4
- ピットフォール2 「目的」と「手段」を取り違えてしまう…5
- ピットフォール3 組織全体への影響を考えていない…6
- ピットフォール4 解決策に「仮説」がない…8
- ピットフォール5 十分な分析を行わず、思いついた解決策に着手してしまう…9
- ピットフォール6 データの読み違え…10
- ピットフォール7 言った・言わない問題…11
- ピットフォール8 解決したはずの問題がぶり返す…12

第1章 なぜ看護管理者に問題解決術が必要なのか
小林美亜

「問題とは何か」を理解する　　　18

- 「問題とは何か」を知らなければ問題は解決できない…18
- 問題とは"あるべき姿"と"現状"のギャップ…19
- 問題と事象は異なる…21
- 問題の3つのパターン…22

問題発見力を高める　27

問題を発見するために…27
"現状"を正しく、モレなく把握する…30
"あるべき姿"を適切に描く…31
"現状"と"あるべき姿"の共通認識をつくる…36

問題解決術を極める　38

看護管理者に求められるリーダーとマネジャーの役割…38
問題解決に求められる思考…40

組織的に問題解決を図る　44

病棟・部署における目標の設定と推進…44
個人の目標と組織の目標をつなげる目標管理…50
column SWOT分析で「現状」を正しく把握する…52

第2章　問題解決の7ステップ
鐘江康一郎

ステップ1　問題を見出す（手順❶〜❹）　58

問題解決のスタートは問題を発見すること…58
手順❶　3つのルートで問題を見つけ出す…59
手順❷　解決すべき問題を絞り込む…65
手順❸　問題を文章に落としこむ…69
手順❹　問題を共有する…73

ステップ2　現状を把握する（手順❺〜❻）　75

網羅的かつ正確に把握する：合言葉は、「コレで全部か？」…75
手順❺　問題を構成する要素を「因数分解」する…77
手順❻　分解した要素ごとにデータを集め、分析する（正確性）…80
column データの重要性…85

ステップ3　原因を明らかにし、課題を設定する（手順❼〜❽）　91

「なぜ」を追及するための2つのキーワード…91
手順❼　仮説を立て、問題の原因となる要素を洗い出す…91
手順❽　データを集め、分析する…95

ステップ4　解決策を立案する（手順❾〜❿）　99

解決策を立案するための2つの作業…99
手順❾　解決策のアイデアを抽出する…100
手順❿　複数の解決策を比較し、実行すべき案を選び出す…102

ステップ5　チームで実行する（手順⓫〜⓭）　106

100点 × 0% = 0点…106
同じ向きにオールを漕ぐ…107
手順⓫　「プロジェクト・チャーター」を作成する…108
手順⓬　ワークプランを作成する…111
手順⓭　計画を実行に移す…114

ステップ6　結果を評価し、仕組み化する（手順⓮〜⓯）　118

問題解決のプロセスは円を描く…118
手順⓮　結果を評価する…118
手順⓯　仕組み化する…122

ステップ7　成果を広め、共有する（手順⓰〜⓱）　124

全国で共有されても、院内で共有されない不思議…124
手順⓰　プロジェクトの成果を共有する…125
手順⓱　成功事例を他の部門、他の病棟などに横展開する…128

第3章 問題解決のためのツール

小林美亜・鐘江康一郎

7ステップとよく活用されるツール…130
- ツール 1 MECE（ミッシー）…131
- ツール 2 ロジックツリー…136
- ツール 3 マトリックス…144
- ツール 4 パレート図…146
- ツール 5 親和図…149
- ツール 6 特性要因図…151
- ツール 7 表…153
- ツール 8 コンセプト図…155
- ツール 9 プロセスマップ…157
- ツール 10 ガントチャート…159
- ツール 11 ECRS…161
- ツール 12 PDCAサイクル…162

ブックデザイン：デザインワークショップジン

第 **1** 章

なぜ看護管理者に問題解決術が必要なのか

なぜナースマネジャーには問題解決術が必要なのでしょうか。問題解決術を身につければ、何が変わるのでしょうか。今の時代のナースマネジャーに求められるニーズの多くは、問題解決術によって満たすことができます。

「問題とは何か」を理解する

「問題とは何か」を知らなければ問題は解決できない

　医療を取り巻く環境がめまぐるしいスピードで変化する現在、ナースマネジャーをはじめとした看護管理者には先を読みながら対応する力が求められます。

　環境が安定しているときであれば、同じことの繰り返しで物事を進めることができます。言いかえれば、慣習・慣例やこれまでの経験だけでも何とかなります。しかし、「平均在院日数を短縮して地域連携を強化する」「急速な高齢化の進展に対応する」「病床の機能分化に対応する」といったように、これまで経験したことがない課題をどんどん突きつけられる状況下では、これまでのやり方では通用しません。新たな方法を模索しなければなりません。

　劇的な環境の変化や前例のない状況に挑むためには、現在、何が起きているのかを正しく把握することから問題を発見し、問題の本質が明らかになったところで、最適な解決策を見出していくことが、まさに求められます。過去のノウハウだけに依存したり、闇雲に問題解決を進めたりしてしまうと、判断を誤り、解決が図れなくなってしまいます。そのようなときに「羅針盤」となるのが、論理的思考に基づいた問題解決プロセスです。問題解決プロセスを踏む前提として、問題とは何かを理解し、問題発見力を高め、問題解決力を習得することが重要になります。

問題とは"あるべき姿"と"現状"のギャップ

　問題とは、"あるべき姿"と"現状"との間にあるギャップです（**Fig1-1**）。"あるべき姿"は「理想」や「期待される成果」、"現状"は「実際の姿」や「予期せぬ結果」です。"あるべき姿"と"現状"との差異が問題として認識されます。一方、課題とは、"あるべき姿"に到達するために"やるべきこと"を声明として表したものです。

　問題を解決するためには、"あるべき姿"の達成を阻んでいる障壁や障害物（ギャップ）に対処するための課題が必要になります。問題だけでは、解決に向けて実際に何をすればよいのかがわかりません。このため、課題を設定し、解決の方向性を示すことが必要になるのです。

　それでは、問題と課題について例をあげてみてみましょう。「患者安全が保証されている」ことが組織のあるべき姿、「スタッフから転倒・転落のインシデントが多く報告されている」ことが現状としてあがりました。この問題は何でしょうか？　おそらく、「患者安全を脅かす転倒・転落が多く発生していること」を問題としてあげたくなると思います。しかし、安易にそれを問題としてみなすのはとても危険です。

　もし、転倒・転落の防止対策がしっかり行われていて、報告された転倒・転落のほとんどが防止困難なインシデントであったらどうでしょうか？　転倒・転落を減らしたいと思っても、打つ手がなければ、インシデントを減らすことはできません。つまり、いくらがんばっても「あるべき姿」に到達することができないことになります。

Fig1-1 問題とは「あるべき姿」と「現状」のギャップ

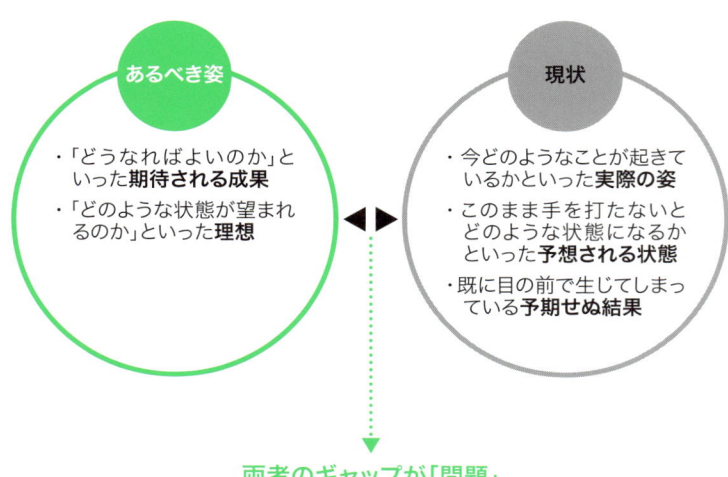

また何を基準にして「多い」と判断したのでしょうか？ 医療安全風土が醸成されていない病院では、実際にレポートで報告された以上のインシデントが発生しているにもかかわらず、報告がなされないがために、見かけ上、発生件数が少なくみえることだってありえます。その病院と比較して、「多い」と決めつけてしまうと、「ギャップ」を正しく認識できなくなってしまいます。

このように、本当の問題を探し出すためには、「あるべき姿」と「現状」のギャップを正しく見つけ出し、「解決すべき、解決できる事柄」を適切に認識することがとても重要なのです。

「どうやら問題はここにあるらしい」ということの目処がついたら、次は課題を設定します。昨年と比較して、「防止可能な転倒・転落が多発しているようだ」ということが問題として捉えられたのであれば、「防止可能な転倒・転落の発生を抑止するための対策を

Fig1-2　問題と課題の違い

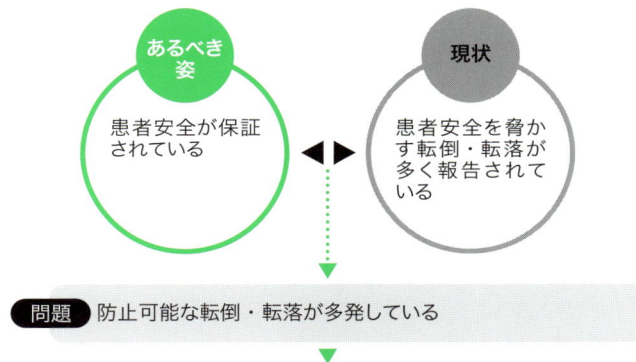

講じ、その発生率を低減する」ことを課題として設定します（**Fig1-2**）。

問題と事象は異なる

　問題と事象は異なります。事象は目の前で起きている不都合や困ったこと、不快・不愉快に感じていることです。問題は事象が招く影響です。事象だけにとどめてしまうと問題解決が図れなくなってしまうので、注意が必要です。

　例えば、「職員全員が勤務表通りに出勤する」をあるべき姿、「欠勤者や遅刻者が多い」を現状として考えてみましょう。仮に、ある

べき姿と現状の差異から、「病欠者は新人看護師によって占められている」「遅刻者のほとんどは新人看護師である」といった事象を問題として捉えてしまうとどうでしょうか。「病欠者も遅刻者も新人看護師が占めている」ことはわかりますが、欠勤者や遅刻者がある特定の部署に集中しているのか、それともどの部署でもみられることなのかがわかりません。また、病欠者と遅刻者が同じ人なのかどうかといった関連性や、病欠者と遅刻者によって現場はどのような影響を受けているのかもわかりません。その結果、問題を同定することができなくなってしまいます。

そこで、事象を整理し、事象が与える影響を考えながら、

❶ **本質的な問題はどれなのか**
❷ **複数の問題が認められたときにはそれらの問題に関連性があるのかどうか**
❸ **複数ある問題のうちどれから取り組むことが必要なのか**

を整理し、課題とすべき問題を捉える必要があります。

問題の3つのパターン

問題には、「潜在化している問題」「顕在化している問題」「設定型の問題」の3つのパターンがあります。

過去、現在、未来という時間軸でこの3つのパターンを整理すると、**Fig1-3**のようになります。潜在化している問題の火種を消すことができなければ、問題は顕在化します。未来に向かってさら

Fig1-3　時間軸に沿って問題を整理する

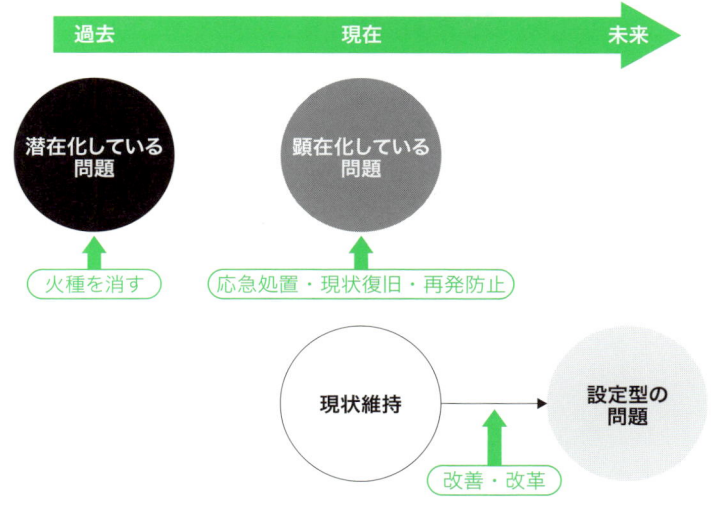

なる改善や改革に進み続けるのは設定型の問題です。問題という言葉から、「一般的な要求水準と現実との差異」から生み出される"望ましくない事柄"だけに目がいきがちになります。しかし、「現状の悪い部分」だけを問題として抽出していると、良いものをつくりだせなくなってしまいます。「強み」を「さらなる強み」に変えていくためには、「現状に満足せず、より上を目指す」ための「設定型の問題」にも取り組まなければなりません。

潜在化している問題

　潜在化している問題は、放置し続けると手に負えなくなるような不具合が発生する可能性があるものです。言いかえれば、一般的な要求水準と現実との間に差異を生じさせる危険性のあるものが「潜

在化している問題」です。潜在化している問題では、危険の回避が必要となる問題を探すことになります。

　例えば、今は大きな医療事故や労働災害が起きていなくても、近いうちに起こりうる可能性が高いことが予測される状態です。この危険を回避するためには、対策を強化したり、改善を行ったりすることで、問題が顕在化する前に手を打ち、未然に問題の発生を防ぐための取り組みを行います。

顕在化している問題

　顕在化している問題は、現状から逸脱した事柄が既に発生してしまっているような問題です。つまり、一般的な要求水準と現実との間に差異が既に生じてしまっているものが、「顕在化している問題」です。正常な状態から逸脱している状況が否応なしに目に飛び込んできますので、すぐにその問題に気づくことができます。

　顕在化している問題では、まずは発生した問題に対して応急処置をして、現状まで復旧させることが必要になります。それから、同じ問題を繰り返さないための対策を講じます。例えば、医療事故の発生のように、今すぐに対応しなければ、組織に致命的な事態を招くものが該当します。

設定型の問題

　設定型の問題は、これまで取り組んできた事柄について、現状を基準値として、"目標（あるべき姿）"を段階的にレベルアップし、成果をあげていく問題です。いわゆるPDCAサイクル（→162ページ）をまわして改善を図る問題です。

　そのほかにも、今は問題となっていなくても、時代の変化によっ

Table1-1 問題の3つのパターン

	ギャップの状態	問題のタイプ	解決策の形態	"目標（あるべき姿）"のレベル
潜在的な問題	一般的な要求水準と現実との間に差異を生じさせる可能性あり	リスクを探す問題	回避強化	一般水準
顕在的な問題	一般的な要求水準と現実との差異（+）	リスクが見える問題	応急処置 現状復帰	一般水準
設定型の問題	理想（あるいは予測される将来的なリスク）と現実との差異（+）	創る問題（理想追求あるいは将来に備える）	開拓 向上 回避	『最高』『究極』
	設定した目標と現実との差異（+）	創る問題（段階的にステップアップ）		一般水準以上〜『最高』『究極』未満

て問題になることを予測し、保険としてリスクに備える問題があげられることもあります。

　設定型の問題は、

❶**理想（あるいは予測される将来的なリスク）と現実との差異**
❷**設定した目標と現実との差異**

のいずれかから抽出されます。❶理想（あるいは予測される将来的なリスク）と現実との差異からは、既に成果をあげていて、なおかつ、さらなる上を目指すための問題が抽出されます。❷設定した目標と現実との差異からは、一般水準からスタートして、段階的にレベルを上げていくための問題が抽出されます。

　このタイプの問題では、"目標（あるべき姿）"が高すぎないかどうか、"目標（あるべき姿）"の内容は妥当であるかどうか、"目標（あるべき姿）"の達成可能性はあるかどうかをよく吟味することが、

Fig1-4　師長と主任で取り組むべき問題は異なる

師長レベルで取り組む問題

下記業務の計画・運営の総括にかかわる問題
- 業務管理
- 病棟・部署運営・管理
- 医療安全
- 新人教育
- 労務管理
- 物品管理
- 時間管理
- 人材管理
- 情報管理
- 医療の質管理
- 他部署・部門との連携

主任レベルで取り組む問題

下記業務の実践にかかわる問題
- スタッフ教育
- 新人教育
- チーム医療の推進
- シフトの運営
- 患者や家族の対応
- インシデントに関する対応
- 他部署・部門との調整
- 物品管理の実際の運用
- 時間管理の実際の運用
- クリニカル（クリティカル）パスの実際の運用
- 医療の質に関する実際的な取り組み

解決のカギを握ります。

　Table1-1 に、問題の3つのタイプをまとめます。また、**Fig1-4** に、師長レベルで取り組む問題と、主任レベルで取り組む問題の違いをまとめます。

問題発見力を高める

問題を発見するために

　問題解決は問題の発掘から始まります。「問題をなかなか発見できない」ということであれば、**問題発見力を高める必要があります**。そのためには、さまざまな事象に対して対岸の火事で片づけず当事者意識を持つこと、問題に積極的に取り組むことのできる風土を築きあげること、変化に対する労を惜しまないこと、問題を安易に判断しないことを、常日頃から心がける必要があります。

当事者意識を持つ

　目の前で医療事故のような予期せぬ出来事が起きていれば、必然的に「何とかしないといけない」と思います。しかし、自分に直接的な被害や面倒なことが降りかからなければ、「まあいいか」で済ませてしまうこともあります。

　つまるところ、問題に対する当事者意識がなければ、問題意識は浮かびあがらず、問題を見つけることができないのです。当事者意識を持てない理由として、

❶**自分の役割・責任をよく認識していない**
❷**手段と目的を取り違える**
❸**危機意識が薄い**

といったことがあげられます。

❶ **自分の役割・責任をよく認識していない**
　教育担当の師長であるにもかかわらず、自分ではその役割に対する目的意識を持っていない。このため、現任教育の教育計画の作成と運用はすべて人任せにし、自分は関与しない。予定していた期間で夜勤勤務を開始することができない新人看護師が多くても、自分が担当したわけでないので、自分には関係ないと考える。

❷ **手段と目的を取り違える**
　病床管理師長の役割を遂行するうえで、病床コントロールを手段ではなく、目的として捉える。このため、稼働率が良ければ問題ないと考える。その結果、稼働率が現場に与える影響には目がいかなくなり、その問題は自分が取り扱う範疇ではないと考える。

❸ **危機意識が薄い**
　病棟師長であるにもかかわらず、患者からクレームがあっても「忙しいときには、まあ、よく起きることだから」といった安易な判断ですませる。

適切な問題意識を持つ風土をつくる
　組織が保守的で、新たな問題を発掘することを快く思われないような環境で働いている場合、自ら問題意識を持つことを止めてしまうことがあります。上司にいろんなことを働きかけても、のれんに腕押しであれば、あきらめ状態に陥ってしまいます。
　また、周囲から必要以上に「問題意識を持ちなさい」とプレッ

シャーをかけられすぎると、考えられなくなってしまうこともあります。
　適切な問題意識を持つことのできる風土を築き上げることが重要になります。

未知の問題に取り組むチャレンジ精神を持つ

　問題は既知のものと未知のものに大別されます。既知の問題は、これまでも発生してきた問題で、対処や対応方法が既に蓄積されています。このため、これまでのノウハウで問題を解決することができ、新たに力をいれて分析をしたり、対策を講じたりしなくてもよい場合があります。一方、未知の問題は、これまで経験したことがなく、一から取り組まなければならない問題です。新たなことに取り組む場合、当然、労力を要し、ときに避けがたい苦しみや痛みを伴うこともあります。そのため、問題に気づいても、見なかったことにしてふたをしてしまうことがあります。

　環境の変化が著しい医療現場の昨今においては、既知の問題よりも、未知の問題に遭遇することのほうが多くなります。環境が変われば、必然的に新しい問題が生じてくるからです。例えば、現今、業務の効率性の向上や看護師の過重業務の軽減のために、他の職種との役割分担を推進することが求められています。この変化に対応するためには、看護業務そのものを見直し、これまで当たり前のようにやってきた業務を手放す必要があり、そもそも論として「看護師は何をする人なのか？」から再考する必要が出てきます。これは、未知なる問題へのチャレンジです。

解決策ありきではなく、問題の本質を捉える

　解決策ありきで問題を考えてしまうと、問題の取り違えが起こり、真の問題抽出が阻まれてしまいます。例えば、「看護師が不足している」ことに対して、「初任給を上げる」という解決策からスタートしてしまうと、「低い初任給が看護師不足を招いている」ことが問題として、いきなり抽出されてしまいます。

　しかし、看護師が不足している背景には、それ以外の重要な問題が潜んでいる可能性があります。実際に、労働条件や教育研修制度が看護師不足に影響していたらどうでしょうか？　初任給をいくら上げても看護師不足は解消されないことになります。現状把握を怠り、いきなり解決策から問題を抽出することがないようにします。

"現状"を正しく、モレなく把握する

　現状を正しく、モレなく把握できなければ、"あるべき姿"と"現状"のギャップを見つけることができず、問題を発見することができません。そのためには自身の主観にとらわれず、客観的に物事を見ることができなければなりません。

　例えば、「仕事が忙しいせいで、自分のことが何もできない」と感じるのは主観です。このことを客観的な事実として提示できないと、ギャップをつかみ取ることができません。そのためには、「仕事が忙しい」と感じる背景因子やその事実を説明するデータを集める必要があります。「仕事が忙しい」と感じる背景には、「休日出勤を余儀なくされる」「有給休暇が取得できない」「超過勤務が多い」といったさまざまな因子があがってきます。このような因子があ

がってきたら、それを客観的に示すデータとして、年間休日出勤数、有給休暇取得率、超過勤務時間数（1週間あたり、1か月あたり、1年間あたり）を調べます。このデータから、確かに「忙しい」といえば、「ワークライフバランス実現」のあるべき姿と比較し、どこに問題があるのかを同定するステップに進むことができます。

　また、現状を無視した思い込みをしないようにする必要もあります。例えば、「試験に落ちるかもしれない」という現状を無視して、「合格率が高いし、自分も落ちることもないだろう」と勝手に思い込むと、足元をすくわれてしまいます。このように、過度の自信や自身に対する奢りは現状を直視することを阻みます。自分のものさしだけで判断しないことが大切です。

"あるべき姿"を適切に描く

　"あるべき姿"を描けない場合も、現状との差異が抽出されず、問題発見が阻まれることがあります。それには、「現状を是認する（例：これ以上の改善はできない）」パターンと、「将来のビジョンを描けない」パターンがあります。

　現状を是認するパターンでは、現状を「良し」とします。その「良し」が、"あるべき姿"を描かせない最大の敵になります。超過勤務が慣習となっているのであれば「本当にこのままでよいのか」、また1時間以上かけて申し送りをすることが形骸化しているのであれば「これは何のためにしているのか」といった疑問を持たなければなりません。疑問は、"あるべき姿"を考えるための出発点となります。

将来のビジョンを描けないパターンでは、「こうなりたい」「こうあるべき」という目標や理想を持っていません。何が求められているのかを考えることができない（わからない）ので、“あるべき姿”を描くことにつなげられないのです。自分を取り巻く環境が変化してきているにもかかわらず、これまでと同じことを続けた場合、時代に取り残されてしまい、ネガティブな影響を与えてしまうことだってあります。
　例えば、これまでの医療では、医師が治療方法の意思決定の中心となり、患者には治療方法を選ぶ権利が十分に与えられてきませんでした。この“あるべき姿”は、「患者が最善の治療を受けられるように、医師が代わって治療の選択をする」ということになります。しかし、現今、医療者には、患者の「知る権利」と「自己決定権」を尊重し、多様性ある患者の価値観に応じて、患者自身が意思決定できるようにサポートすることが求められています。その“あるべき姿”は、「患者が最善の治療を受けられるように、医療者は患者の意思決定をサポートする」ことになります。
　このように、社会的な時代の流れが変化してきている以上、ステレオタイプの思いこみや決めつけで、これまでの“あるべき姿”を押し通すことはできない場合があるのです。看護管理者の先を読む力と行動力が医療現場や看護を変えます。将来のビジョンは、短期的視点だけにとどめることなく、長期的視点でも捉え、“あるべき姿”を考えてみることが大切です。
　また、“あるべき姿”の前提が間違っていると、同様に、問題の発見にはつながりません。例えば、「努力が足りないから医療事故が起きるんだ」という前提で、「努力さえすれば医療事故は防げるんだ」という理想を掲げてしまったらどうでしょうか？　そもそも

人間は間違える生き物です。「人は誰でも間違える」ことを前提として、"あるべき姿"を考えなければ、問題の取り違えが起きてしまいます。

"あるべき姿"を構想するための4P

"あるべき姿"の構想に役立つツールとして4Pがあります（参考文献：齋藤嘉則著『問題解決プロフェッショナル 「構想力と分析力」』、ダイヤモンド社、2001）。4Pとは「Purpose（目的軸）」「Position（立場軸）」「Perspective（空間軸）」「Period（時間軸）」の4つの視点の頭文字をとったものです。「Purpose」は何のために問題を解決するか、「Position」は誰にとっての問題なのか、「Perspective」は問題を捉える範囲、「Period」はどのタイミングの事象を問題と捉えるのかを表します。

Purpose（目的軸）

Purpose（目的軸）は、「何のために行うのか」という方向性を定めるための軸です。問題解決は、目的を達成するために行います。"あるべき姿"が目的として設定されます。したがって、目的そのものを誤ると、問題解決ができなくなってしまいます。

例えば、組織の理念として地域住民に貢献することを掲げ、地域に信頼される医療機関となることを目的としていながら、経営手段として「地域住民の患者よりも、自費診療の海外からの患者を積極的に多く受け入れる」ことを"あるべき姿"としたらどうでしょうか？　当然、地域住民の受け入れはおざなりになり、貢献は果たせなくなってしまいます。

「そもそも何のために？」と常に問いかけ、本来の目的を見失わ

ないようにすることが重要です。

Position（立場軸）

　Position（立場軸）は、「誰にとっての問題なのか」、また「どんな考え方で問題を捉えているのか」ということを規定するための軸です。"あるべき姿"は、自分の立場や考え方によっても影響を受けます。したがって、ある立場だけからの偏った見方になってしまうと、本来の"あるべき姿"を見失ってしまうことを招きます。

　例えば、師長が「患者の安全を守るためには、スタッフの負担を減らす必要があり、今日の緊急入院の受け入れは〇件まで」と申し出ても、事務側から「それ以上の緊急入院を受け入れてもらわないと、利益が上がらない」と主張され、そのまま押し切られてしまうかもしれません。しかし、仮に、この組織の理念が「患者の安全を第一に守る」ということなのであれば、「患者の安全」を第一の軸としたうえで、経営的側面を絡めて、あるべき姿を検討しなければなりません。立場の違いによって、あるべき姿にズレが生じてしまったようなときは、組織の理念に立ち戻って、意思決定をしていきます。

Perspective（空間軸）

　Perspective（空間軸）は、「高いところから俯瞰し、広く全体を捉える」ための軸です。物事を眺め、考えるときに、これまでの自分の経験の枠組みにとらわれてしまうと、視野が狭くなってしまいます。そうなると、真の"あるべき姿"が捉えられなくなります。

　例えば、「病床管理は経営効率をあげるためだけに行われている」と思いこんでいたらどうでしょうか？　この場合では、経営的な視

点に終始する形で病床管理を眺め、"あるべき姿"を考えることになります。しかし、病床管理には、経営効率以外にも、地域で待機患者を発生させないようにする、救急患者を速やかに受け入れるなどのさまざまな役割があります。

　視野狭窄を回避するためには、Position（立場軸）と同様に、ゼロベース思考（→40ページ）が重要になります。組織の理念に基づいて、幅を広げて捉えるようにします。

Period（時間軸）

　Period（時間軸）は「どの時点」で捉えるのかといった軸です。問題を捉えるときに、「いったいどの時点での問題としているのか」、あるいは「どの期間の問題として捉えているのか」を明らかにしないと、"あるべき姿"の的が外れてしまいます。

　例えば、医療事故の発生時には、まず患者への傷害・障害を最小限にするための治療に全力を注ぐ必要があります。つまり、この段階での"あるべき姿"は、「患者への被害を最小限に抑える」で、患者の救命の優先順位が高くなります。それにもかかわらず、「医療事故発生時には原因究明を真っ先に行う」としてしまったらどうでしょうか？　最初に対応すべき重要な問題が二の次にされてしまいます。

　"あるべき姿"は事象の時間的な流れによって変化していきます。今どの時間の流れにいるのか、またどこまでの時間の範囲を取り扱うのかを考えなくてはなりません。

"現状"と"あるべき姿"の共通認識をつくる

　チームで問題解決を図るときに、チームメンバー間で問題が一致しないことがあります。その不一致は、チームメンバー個々の捉える現状とあるべき姿が異なっていることによって生み出されます（**Fig1-5**）。チームで問題解決を行うときには、現状とあるべき姿が共有されていることが前提となります。その共有があってはじめて、問題の共通認識が生まれます。

　パターン１は、メンバーそれぞれが認識する現状とあるべき姿が異なることによって、問題も違ってしまうパターンです。メンバー全員が同じ目線で現状を直視できるように、客観的な事実に基づいて現状を共有し、目標についても確認しあい、あるべき姿のズレを解消する必要があります。

　パターン２は、現状に対するメンバーの認識は一致しているものの、あるべき姿が異なり、解決の方向性が異なる問題が抽出されてしまうパターンです。チームが目指す方向性を確認し、あるべき姿の共有を図る必要があります。

　パターン３は、チームメンバーで目標を共有し、あるべき姿は一致しているものの、現状の捉え方がチームメンバーそれぞれで異なり、問題の程度や大きさが異なって抽出されてしまうパターンです。現状を正しく認識するために、情報の収集範囲、情報の適切性や正確性に留意し、情報の解釈について共通理解を持つ必要があります。

Fig1-5　現状とあるべき姿が共有できないパターン

パターン1　現状の捉え方とあるべき姿の双方が異なる

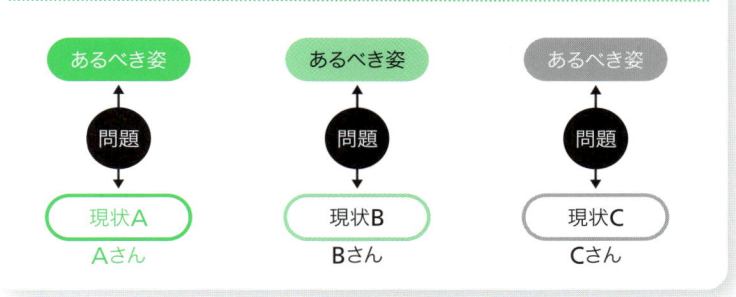

あるべき姿	あるべき姿	あるべき姿
問題	問題	問題
現状A	現状B	現状C
Aさん	Bさん	Cさん

パターン2　現状と捉え方は一致しているがあるべき姿が異なる

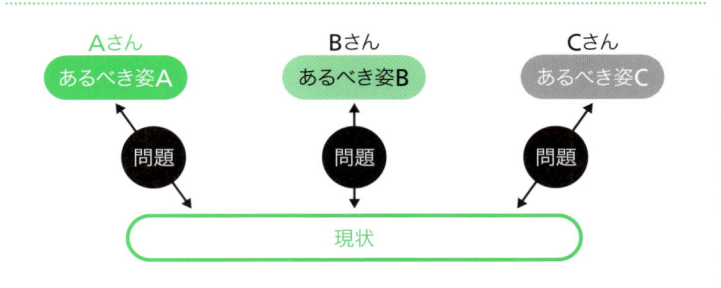

Aさん　　　　　　　Bさん　　　　　　　Cさん
あるべき姿A　　　あるべき姿B　　　あるべき姿C
　　問題　　　　　　問題　　　　　　　問題
　　　　　　　　　　現状

パターン3　あるべき姿は一致しているが現状の捉え方が異なる

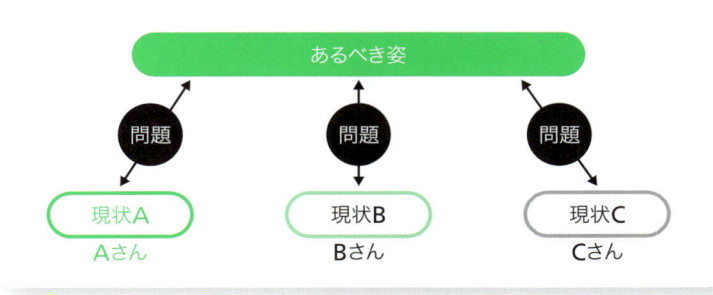

あるべき姿

問題　　　　　問題　　　　　問題

現状A　　　　現状B　　　　現状C
Aさん　　　　Bさん　　　　Cさん

第1章　なぜ看護管理者に問題解決術が必要なのか

問題解決術を極める

看護管理者に求められるリーダーとマネジャーの役割

　看護管理者にとって、論理的思考に基づいて問題解決を図ることは重要な役割です。体系的に情報を収集・分析・解釈し、根拠を踏まえながら筋道を立てて考えることが論理的思考です。

　問題解決のステップは、論理的思考に基づきます。問題解決に必要なステップをスキップしてしまっている人は論理的思考で考えられていないことになります。論理的思考で物事を考えることができないと、全体像を把握できなくなり、問題の本質や解決策を見出すことにも支障をきたします。加えて、問題解決のために踏まなければならないステップもばらばらになり、有機的なつながりを持たせることができなくなってしまいます。

　もし、問題解決において、「悪い状況をどうすることもできない、改善できない」「もっと良くしたいけどできない」といった壁にぶつかっているのであれば、論理的思考に基づいて進めることができていないからかもしれません。あるいは、問題解決のプロセスで、リーダーシップやマネジメント（**Fig1-6**）がうまく機能していないのかもしれません。看護管理者は、自分の立場や権限に応じてリーダーやマネジャーの双方の役割を果たします。リーダーは、何を目指していけばよいのか、また何を目標とすればいいのか「道筋を示す人」です。一方、マネジャーは、その目標に向かうための方法や

Fig1-6 問題解決におけるリーダーシップとマネジメント

リーダーシップ
- 組織の理念を達成するために、革新的な開拓を行う。そのためのビジョンをもって自らが羅針盤になる。
- スタッフを鼓舞する。
- ある程度のリスクは覚悟し、目標を達成するための行動を推し進める。

マネジメント
- 目標を達成するために必要な資源を管理・運用する。
- 問題解決にあたるチームメンバーをまとめあげ、目標達成を促す。
- チームメンバー個々が成長し、目標を成し遂げられるように、必要なタスクを割りあて、サポートする。

Table1-2 リーダーとマネジャーの違い

	リーダー	マネジャー
スタイル	革新	管理
発想	独自性	模倣
現状	挑戦し、発展、開拓	受け入れ、維持
秩序	創造	準拠
視点	長期的な見通し	短期的な見通し
方法	「何を」「なぜ」するのか	「いつ」「どのように」するか
実行の検討	可能性	損得
ルール	目標の達成によっては、破ることもやむをえない	遵守
求められる特性	個性やカリスマ性	調和力、調整力

仕組みを組み立て、土台をつくり、目標達成のために必要なことを運用し、「実際的な役割を果たす人」です。リーダーシップの発揮やマネジメントの遂行が不十分であったり、これらの役割を状況に応じて使いわけたりすることができないと、問題解決を図れなくなってしまいます（**Table1-2**）。

　したがって、看護管理者は、リーダーとマネジャーとしての役割と機能を果たすことに、磨きをかける必要があります。問題解決術

を身につけた看護管理者は、自施設の理念に向かって、人を動かし、組織を動かします。

問題解決に求められる思考

ゼロベース思考

　人はある問題に直面したときに、自分で勝手にルールをつくって考えてしまう傾向があります。例えば新人教育がうまくいかないとき、「ゆとり世代だからできない」とあきらめてしまっていることはないでしょうか。世間一般に言われているゆとり世代へのネガティブな固定観念が先行してしまうと、ゆとり世代の良い面に目がいかなくなり、ゆとり世代の特性を活かすといった発想の転換ができなくなってしまいます。深く考える習慣が育っていないゆとり世代に対し、「何でも自分で考えさない」と昔ながらの方法でアプローチしてもどうにもなりません。そもそもそれがどうして必要なのかをゆとり世代にきちんと説明できないと、ゆとり世代もどうしてそのように言われているのかがわからず、受け入れられないでしょう。ゆとり世代に備わっているポジティブな側面から、どうやったら考えられるようになるのかについて段階を踏まえた方法を模索することが、解決のカギを握ることになります。

　このように固定観念を捨て、既成の枠を取り外し、目的を明らかにして、従来とはまるっきり違ったアプローチ方法を見出すのがゼロベース思考です（**Fig1-7**）。ゼロベース思考で、新たな発想やアイディアを生み出すためには次の5つの視点が必要になります。

Fig1-7　ゼロベース思考

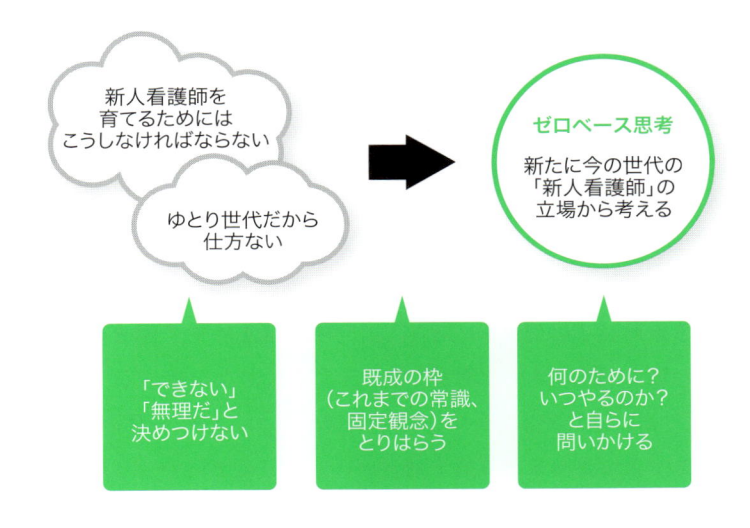

新人看護師を育てるためにはこうしなければならない

ゆとり世代だから仕方ない

→

ゼロベース思考
新たに今の世代の「新人看護師」の立場から考える

- 「できない」「無理だ」と決めつけない
- 既成の枠（これまでの常識、固定観念）をとりはらう
- 何のために？いつやるのか？と自らに問いかける

❶これまでの常識にとらわれない
❷「できない」あるいは「無理」と最初から決めつけない
❸「何のために」という目的の自問自答をする
❹自分の立ち位置を変えて、いろいろな立場から物事を眺めてみる
❺どうやったらできるようになるのか、今までとはまるっきり違ったやり方を考えてみる

スピードアップにつながる仮説思考

　問題解決には、しばしば迅速さが求められることがあります。じっくり取り組む時間があるときは、情報を網羅的に集めて、情報を整理して、問題を同定することができます。しかし、待ったなしの状況にあるときは、仮説を立案し、重点的に取り組むほうが、無駄が

少なくなり、効率的に問題解決を図れます。状況を瞬時に察知・判断し、素早くその要因を分析し、テンポよく問題解決を図ることができる人は、仮説思考力に優れています。

仮説思考は、

❶ 仮説を立案する
❷ 仮説を立証するためには何を証明すればよいのかを考える
❸ 仮説を証明するための情報を集める
❹ 情報を分析して、結果を導き出し、仮説が正しかったかどうかを確かめる

という４つのプロセスからなります。

仮説を立案するためには、問題に関連した情報や知識を豊富に持っている必要があります。疑問に思ったときに、すぐに文献検索等を通じて調べる習慣がある人は、さまざまな情報や知識が蓄積されており、ある程度のあたりをつけることができます。情報や知識のベースがないと、なかなか仮説をつくることはできません。日頃からいろんなことに関心を持って調べる姿勢を持つことが必要になります。

ポジティブ思考で現場を変える

現状に甘んじてしまうと、時代の波に乗れなくなってしまうこともあります。そのためには、現状をベストとせずに、「これをしたらもっと良くなるはず」という発想、いわゆるポジティブ思考（**Fig1-8**）を持つことも求められます。

Fig1-8　ポジティブ思考

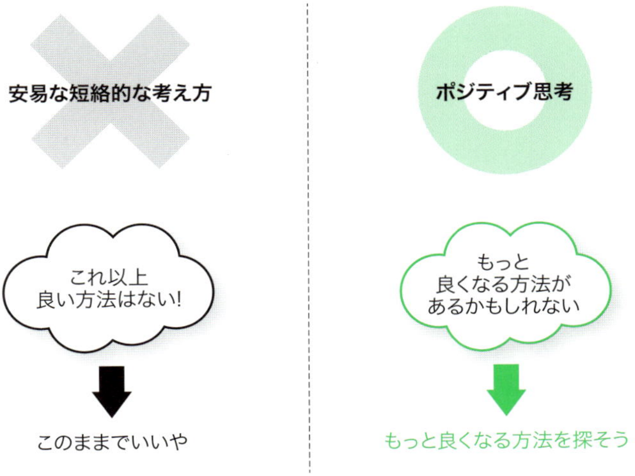

安易な短絡的な考え方	ポジティブ思考
これ以上良い方法はない！	もっと良くなる方法があるかもしれない
↓	↓
このままでいいや	もっと良くなる方法を探そう

第1章　なぜ看護管理者に問題解決術が必要なのか

組織的に問題解決を図る

病棟・部署における目標の設定と推進

　看護管理者の重要な役割のひとつに、病棟・部署の目標を設定し、その達成に向けて活動を推進していくことがあります。病棟・部署で目標の達成に取り組むことの目的は、組織理念の達成にあります。つまり、組織の問題解決のために行うことになります。

　組織の理念は、組織の存在意義や価値、使命、行動規範等を示したもので、最適な意思決定をするために必要となるものです。**優れた理念は、「我々は何をするのか」が規定され、「我々は何をしないのか」が明確になっています。**問題解決には、「"あるべき姿"は何か？」「問題とすべきか否か？」「何を優先的に取り扱うべきか？」といった意思決定が常に伴います。このような意思決定の拠り所となるのが理念です。

　理念は病院の経営者だけのものではなく、全職員で共有されるべきものです。したがって、すべての職員は病院の理念を理解しなければなりません。看護管理者として、まずスタッフ全員が自組織の理念を知っているのかどうか、また理解しているのかどうかを確認します。もし、スタッフに理念が浸透していないのであれば、その教育から始める必要があります。問題解決に取り組む組織の単位が、組織全体であっても、看護部であっても、医療チームであっても、意思決定の礎は常に「組織の理念」なのです。

Table1-3　問題解決における理念、目的、現状の関係

	問題解決	例
理念	意思決定の拠り所	患者中心の医療
目的（あるべき姿）	理念に基づいて"あるべき姿"を設定	患者の価値観に基づいた意思決定のサポートを行う
現状	内部環境と外部環境の視点から把握	患者の意思を尊重することが社会的にも求められているが、医師が治療方法を説明した後、医師の方針で治療を決めている

　「何を"あるべき姿"とするか」は、組織の理念によって判断されることになります。"あるべき姿"と"現状"の差異から抽出された問題は、目的を達成するためにどのようなことをすべきかを表した課題に落とし込まれます。その課題が達成されたかどうかの道標（指標）となるのが、問題解決の到達点である目標です。目標は、問題解決にあたる組織全体と個人のレベルで設定する必要があります。というのは、職員一人ひとりの貢献が組織の目標の達成につながるからです（**Table1-3**）。

　病棟・部署の目標の設定と推進の手順は、問題解決と同様です。病院組織の理念や看護部の目標に基づいて、あるべき姿と病棟・部署の現状から、自病棟・部署の問題を抽出して、課題を明らかにし、組織全体の目標と連動させた病棟目標を設定することになります。それに向かって、病棟スタッフ一人ひとりが自分の目標を設定し、取り組みます（**Table1-4**）。

Table1-4　病棟目標の設定と推進

	手順	例
問題	"あるべき姿"と"現状"のギャップを抽出	・外来診療で、治療方法を説明する際、患者の治療の希望を聴かないことにより、患者が不満を抱え、クレームが増えている
課題	問題に対してやるべきことを示す	・外来診療で、治療方法を説明する際、患者が納得して治療を決められるようにサポートし、患者の満足度を高め、クレームを減らす
病棟目標	組織全体で取り組む課題について、自病棟の達成状況を評価できる指標	・前年度より、治療方針の選択に係わる患者満足度が10%向上する ・前年度より、セカンドオピニオンを求める患者数が10%上昇する
個人の目標	組織で取り組む課題が達成できるように、チームメンバー個々に課せられたタスクの達成状況を評価できる指標	・自分が担当した患者において、「治療方針に自分の意思がよく反映されましたか?」「医療者と相談し決定した治療方針は満足がいくものでしたか?」等の患者満足度調査の"患者の意思決定のサポート"領域で、「まあまあ」以上の評価が得られている

定性目標を定量目標に置き換える

　目標には、定性目標と定量目標があります。定性目標は言葉によって表される目標です。定量目標は数値を使用して表される目標です。定性目標は言葉で目標が示されることから、成果の達成状況が主観に偏り、客観的な評価が難しくなります。そこで、定性目標を定量目標に置き換えることによって、具体的に組織として何を達成しないといけないのか、自分は何を達成すればよいのかを明確にすることができます。また成果が可視化されるので、モチベーションの向

Table1-5 定性目標を定量目標に置き換える方法

方法	定性目標	定量目標
①何らかのアウトプットを活用する	褥瘡の発生率を低下させる	新規褥瘡の発生率を5％減らす
②定性情報をそのまま活用して定量目標を導く	院内の患者接遇に対する取り組みを改善する	患者から投書があったクレームを毎月5件とりあげ、改善計画を立案し、実行する
③アウトプットが見えづらいときは間接的な指標を利用する	病棟で働くスタッフの労働効率を高める	スタッフ一人あたりの1週間あたりの平均超過勤務時間が1時間減少する

上にもつながります。

定性目標を定量目標に置き換えるときには、

❶目的を具体的に評価できる指標となっているか
❷実際に計測可能であるかどうか
❸設定期間内に目標を達成できるかどうかといった実行可能性
❹目標としてとりあつかうことの妥当性

を考慮する必要があります。

また、定性目標を定量目標に置き換える方法として、

❶何らかのアウトプットを活用する
❷定性情報をそのまま活用して定量目標を導く
❸アウトプットが見えづらいときは間接的な指標を利用する

があります（**Table1-5**）。

BSCを活用する

　目標を推進していく前提として、看護管理者は「なぜこの目標を設定したのか」「なぜこの目標に取り組まなければならないのか」について、スタッフに説明する責任があります。また、スタッフを参画させて病棟・部署目標を設定する場合であっても、スタッフが同じベクトルを向いて考え、実践できるように、スタッフを導くことが必要になります。

　このため、スタッフに説明したり、スタッフを導いたりするときは、根拠と背景を踏まえて、論理的に伝えることが重要になります。伝えるべきことがスタッフに伝わらないと、スタッフは目標の達成に取り組む意義が見出せなくなってしまいます。そして、その目的の達成に向けて、自身の目標を設定して活動することができなくなってしまいます。

　それでは、どのように病棟・部署の目標を設定したらよいでしょうか？　ひとつのフレームワークとして、バランスト・スコアカード（Balanced Scorecard；BSC）を活用することができます。BSCにより、「顧客の視点」「内部業務プロセスの視点」「学習・成長の視点」「財務の視点」からなる評価によって、目標の達成の程度を数値で把握することができます。

　「顧客の視点」は、患者・家族の視点です。「内部業務プロセス」は、ベンチマーキングを活用しながら、「強み」の強化を図るとともに、「弱み」を「強み」に変える視点です。「学習・成長」は、能力開発やレベルアップを図るための活動や評価に該当する視点です。「財務の視点」は、経営を安定させるために必要となる視点です。

Table1-6 BSCに基づいた病棟・部署の目標の設定

視点	戦略マップ	重要成功要因	成果尺度	目標
財務	組織を成長させるための利益の拡大 ↑	・経常利益の確保	・医業収入 ・入院単価 ・外来単価 ・経常利益率	・前年度と比較し、○％アップ
顧客	患者のニーズに対応した質の高い医療とケアを提供 ↑	・救急患者を断らない ・地域連携の強化 ・質改善活動の実践	・救急車受入件数 ・救急患者数 ・紹介率 ・逆紹介率 ・褥瘡発生率 ・院内感染の発生率	・前年度と比較し、○件、○％アップ ・前年度と比較し、○％低減する
内部業務プロセス	チーム医療の提供体制を確立 ↑	・専門チームによる医療提供（感染対策、栄養サポート、褥瘡対策等） ・クリニカル（クリティカル）パスの積極的な活用	・カンファレンスの開催回数 ・患者ラウンドの回数 ・クリニカル（クリティカル）パスの利用率	・1か月に○回の開催 ・1週間に○回実施 ・○○のクリニカル（クリティカル）パスを○％以上活用
学習・成長	どんな患者のニーズでも対応できるジェネラリストとプロフェッショナリストの育成	・院内・院外研修の強化 ・個人のニーズや特性に応じた教育計画の推進	・各種院内・院外研修の参加率 ・職員教育に対する満足度	・前年度と比較し、○％アップ ・前年度と比較し、「とても満足している」の割合が○％アップ

　BSCでは、自組織の理念に基づき、4つの視点から戦略マップを示します。次にその戦略を達成するための重要成功要因を示します。重要成功要因は組織のあるべき姿と一致します。病棟・部署ではその重要成功要因がどれくらい実行されているのかを評価できる成果尺度を検討し（組織が決め、提示する場合もあります）、目標を設定します（Table1-6）。目標は、達成状況が可視化できるよ

うに、定性目標を定量目標に置き換えます。

個人の目標と組織の目標をつなげる目標管理

　病院組織全体の目標は実践する単位ごとに受け継がれます（例：病院組織全体→看護部→病棟・部署→看護管理者→スタッフ）。目標達成に取り組む看護管理者やスタッフが自ら主体的に目標をマネジメントする手法として、目標管理があります。

　目標管理は、それぞれの立場で「Plan（目標設定と目標達成手段の立案）→ Do（目標達成手段の実行）→ See（仕事の振り返り）」のサイクルを自己統制（セルフコントロール）することにより行われます（**Fig1-9**）。

　上から下への一方的な押しつけでは、目標管理を成し遂げることはできません。目標管理は、上からの評価を行うために活用するものではありません。自己の成長の可視化に基づいて自己管理を可能にするために活用すべきものです。上司は組織の方向性を示し、部下はそれに沿って自分のあるべき姿を考え、上司と部下が協働で活動計画を策定することが大切になります。部下はその活動を実施し、上司はその活動をサポートしていきます。上司と部下は、協同して目標の達成状況を管理します。上司は目標管理を通じて、部下の成長支援を行っていくことになるのです。その成長支援が、結果的に組織の目標の達成につながります。

　目標管理においては、

❶**自分にとっても、上司にとっても、組織にとっても、何らかの利**

Fig1-9 目標管理のサイクル

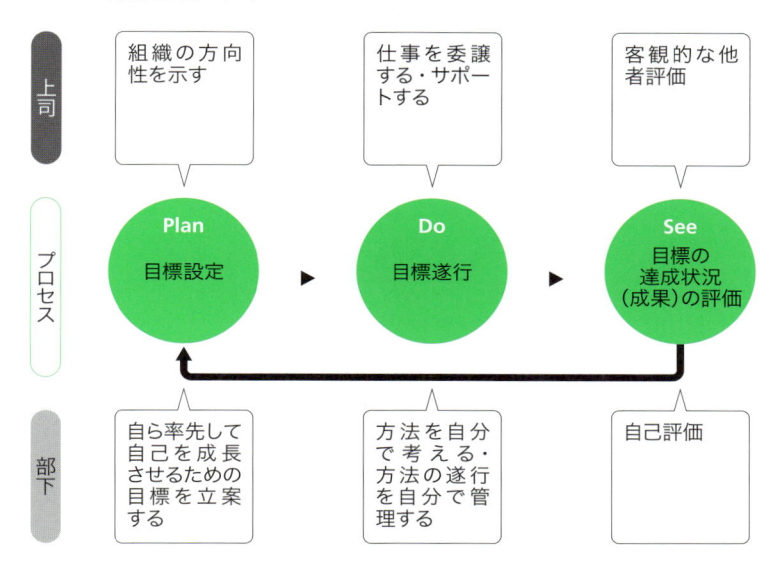

上司
- 組織の方向性を示す
- 仕事を委譲する・サポートする
- 客観的な他者評価

プロセス
- Plan 目標設定 ▶ Do 目標遂行 ▶ See 目標の達成状況（成果）の評価

部下
- 自ら率先して自己を成長させるための目標を立案する
- 方法を自分で考える・方法の遂行を自分で管理する
- 自己評価

益（例：社会的利益、精神的利益、経済的利益等）が得られる
❷ 活動を通じて自身の成長を確認できる
❸ 自身のこれからのキャリアと結びつけることができる
❹ 自己実現を図るための手段として活用できる

ことが重要です。

SWOT 分析で「現状」を正しく把握する

組織には、「病院」「看護部」「病棟・部署」「医療チーム」といったさまざまな単位があります。「内部環境」や組織内の組織を取り巻く「外部環境」の変化の把握が不十分な場合、偏った"現状"が導かれ、重要な問題をとりこぼしてしまうことがあります。

そこで、ある問題意識が浮かびあがったら、SWOT 分析の枠組みを活用して、「内部環境」は「強み」と「弱み」、「外部環境」は「機会」と「脅威」に分類してみます（**Fig1-10**）。

次に、

❶「内部環境（強み）」と「外部環境（機会）」
❷「内部環境（弱み）」と「外部環境（機会）」
❸「内部環境（強み）」と「外部環境（脅威）」
❹「内部環境（弱み）」と「外部環境（脅威）」

を一致させて整理し、現状を把握します（**Table1-7**）。

外部環境は「一般環境分析」「業界分析」「市場環境分析」の枠組みを使って把握します（**Table1-8**）。一般環境分析では、日本の政治方針、日本の社会状況、日本の経済状況、日本国民の価値観などを取り上げ、分析します。業界分析では、医療に特化して、医療に影響を与える要因である医療政策、診療報酬、医療技術、国民の医療に対する期待等の情報を収集し、分析します。市場環境分析では、医療園における医療の需要や供給の実態や将来予測について分析します。

内部環境は、組織の内部を分析します。内部の状態を分析するためのフレームワークとして、マッキンゼーの7Sのように、ソフト

Fig1-10　内部環境と外部環境の整理

内部環境

強み　自組織の強みは何か？
- がん医療を提供するための職種それぞれにエキスパートがそろっている（スタッフやスキルの分析から）
- 「5大がん」に対応できるスタッフと専門家がそろっている（スタッフやスキルの分析から）

弱み　自組織の弱みは何か？
- 多職種から構成されるチームでがん医療が提供できていない（スタイルやシステムの分析から）
- 外来化学療法センターがなく、外来で化学療法を行える体制がない（システムの分析から）

外部環境

機会　自組織にとって機会は何か？
- 日本人の死因トップの5大がん（胃、大腸、肺、肝臓、乳）
- がん対策が推進されている（業界分析から）
- 二次医療圏に5大がんの患者が多い（市場環境分析から）

脅威　自組織にとって脅威は何か？
- 二次医療圏に存在しているがん診療連携拠点病院では、5大がん患者のシェア率はどれもトップである
- 外来化学療法が推進されるように、診療報酬で誘導がなされている（市場分析）
- がん診療連携拠点病院では外来化学療法センターに力をいれて取り組んでいる

Table1-7　SWOT分析の例

	外部環境　**機会**	外部環境　**脅威**
内部環境　**強み**	地域の5大がんの患者ニーズに対応するための専門的な人材が、他病院よりもそろっている	がん診療連携拠点病院と比較した時に、質の高いがん医療を提供しているが、5大がんの患者のシェア率はどれも低い
内部環境　**弱み**	地域の5大がんの患者ニーズに対応できる人材がありながら、他病院のようにチーム医療で治療やケアにあたっていない	外来化学療法の推進が求められているが、当院は外来化学療法センターを設置しておらず、対応できていない

Table1-8　外部環境分析

一般環境分析	業界分析	市場環境分析
・経済状況（例：円高円安、景気、消費税） ・憲法の改正 ・TPPへの参加 ・少子化 ・超高齢社会 ・晩婚化 ・過疎化	・医療制度（例：医療費抑制、後期高齢者医療制度） ・診療報酬の改定率 ・診療報酬の改定方針 ・混合診療 ・メディカルツーリズムの導入 ・不妊治療に医療保険の導入を検討 ・地域医療の推進 ・医療者の教育制度 ・医療者の専門・認定制度	**需要** ・疾患別の高齢患者の増加率の推移 ・出生率と死亡率の推移 ・疾患別の外来患者数と入院患者数の推移 ・在宅患者数の推移 **供給** ・機能別の医療機関数 ・医療機関の設置場所 ・医療機関別の救急患者の受け入れ状況 ・医療機関別の施設特性 ・医療の集約化の状況 ・医療提供者の状況（医師不足、専門医の不足、看護師の不足等）

の4Sとハードの3Sに分けて把握することもできます（**Fig1-11**）。マッキンゼーの7S分析は、マッキンゼー・アンド・カンパニーによって開発された手法で、事業や市場の変化に合わせて組織を変えたり、見直したりしたいときに用いるフレームワークです。「ハード」と「ソフト」のそれぞれの要素の相互関係を把握し、補完関係を強化したり、改善したりしていくことに役立てます。

　組織の「強み」と「弱み」を判断する際には、比較対象を設けることが必要になります。というのは、比較対象がないと、本当にそれが「強み」となるのか、それとも「弱み」となるのかがわからないからです。病院の組織を取り扱うなら、自院が属する二次医療圏に存在する同じくらいの規模と類似した機能を持つ病院と比較することで、自院の強みと弱みを引き出すことができます。

Fig1-11　内部環境分析

ソフトの4S

1. Shared value
共通の価値観・理念
・組織の理念
・看護部の目標
・病棟の目標
・医療安全文化

2. Style
組織文化、経営スタイル
・組織の経営管理
・組織の労務管理
・組織の人材管理
・組織の情報管理
・組織の情報伝達・共有
・多職種の連携・協働
・カンファレンスの開催

3. Staff
人材
・スタッフの経験年数、継続勤務年数
・仕事に対する意欲や態度（例：仕事満足度、離職率、欠勤率等）
・仕事への参画の程度（例：委員会の出席率、院内研修の参加率等）
・内部・外部の研修の企画
・人材の育成状況（例：キャリアラダー）

4. Skill
組織に備わっている強み、スキル・能力
・診断やケアのスキル
・マネジメントスキル
・スタッフの能力（所有している資格）

ハードの3S

5. Strategy
戦略
・組織の理念を達成するためのアプローチ方法

6. Structure
組織構造
・組織図（ピラミッド組織等）

7. System
システム・制度
・クリニカル（クリティカル）パスの運用
・看護計画の運用
・電子カルテシステム
・医療情報システム
・物品管理（例：物流システム）
・医療廃棄物管理
・院内の各種規定やマニュアル
・病院建築（例：病棟、手術室、ICU、ナースステーション、病室等の構造）
・病室のアメニティ

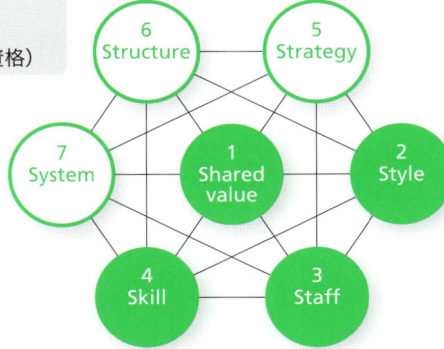

第**2**章

問題解決の7ステップ

問題解決には決まった手順があります。本書では、これを「問題解決の7ステップ」と名づけています。7ステップの中には17の手順があり、この手順通りに問題解決を進めれば、イントロダクションで示したピットフォールに陥らず、成果をあげることができるように構成されています。ひとつずつ手順を踏まえて、あなたの問題解決に取り組んでください。

STEP 1 問題を見出す

手順 ❶ → ❹

> 問題解決のスタートは問題を発見すること

　現場には無限の事象があり、ひとつひとつの事象には無限の問題が存在しているといっても過言ではありません。問題解決のプロセスは、そうした無限の問題から「自分たちの取り組むべき問題」を見出すところから始まります。

　問題には、すぐに目につく問題もあれば、意識して探し出さなければ発見できない問題もあります。また、解決のために必要なヒト、モノ、カネの資源には限りがあるため、すべての問題に取り組むことは不可能です。

　無限に存在する問題から、いま自分たちが取り組むべき問題は何かを正しく定義することは、問題解決において最も大切なプロセスと言えます。なぜならば、間違って定義された問題からは間違った解決策しか出てこないからです。間違って定義した問題から正しい解決策が偶然に導き出されることは、万に一つもありません。

手順 1　3つのルートで問題を見つけ出す

　いま「これが問題だ！」と目に見えている問題だけが問題とは限りません。自覚症状がなくても、人間ドックで見つかる病気があるように、普段気がつかないところに大きな問題が潜んでいることもあります。目の前にある問題だけではなく、あえて積極的に潜在的な問題を見つけ出し、それらを比較・検討することによって、「自分たちの取り組むべき問題」を明確化することができます。

　顕在化していない問題を見つけ出す方法は、下記の3つにまとめることができます。

- 指標を設定し、定期的なモニタリングをする
- 内部のスタッフから意見を集める
- 外部から指摘を受ける

　以下、ひとつずつ解説していきます。

指標を設定し、定期的なモニタリングをする

　問題点を客観的に見つけ出すための最適な方法は、自分の組織（病棟、部門、診療科など）の業務を評価する代表的な指標をいくつか設定し、そのデータを定期的にモニタリングすることです。

　例えば、病院全体の指標としては「病床稼働率」や「患者数」「検査件数」などがあり、スタッフの指標としては「残業時間数」や「有給休暇取得率」などがあります。医療安全面では「インシデントレポートの発生件数」などがあげられるでしょう。自分（のチーム）

が何をもって評価されたいかを考え、それを測定する指標を設定するのもひとつの方法です。指標を設定し、定期的にモニタリングを行うことが、問題発見の第一歩です。

　定期的にデータをチェックすることで、普段なかなか気がつかない変化に気づくことができます。「いつも90％程度で推移していた病床稼働率が突然80％になった」「月に5件以内のインシデントレポートが10件になった」という変化があれば、「何か問題が起きているのでは？」と気づくことができます。もちろん、詳しく調べてみた結果、たまたま数値が上がったり、下がったりしただけだったということもありますが、その気づきが、大きな問題の発見につながることも少なくありません。大切なことは、そうした「変化に気づく仕組み」をつくっておくことです。

　モニタリングする指標には、以下のようなものがあります。

- **全体的な指標**：病床稼働率、延べ患者数
- **スタッフの業務量**：残業時間数、有給休暇取得率、看護必要度
- **医療安全**：インシデントレポート件数
- **医療の質**：褥瘡発生率、各種アセスメント実施率、など

▼指標は定期的にモニタリングできるものを選ぶ

　指標を設定するうえで大切なことは、定期的に測定できる指標を選ぶことです。例えば年に1度しか患者満足度調査を行わない病院で、患者満足度調査の結果をモニタリング指標にしても、あまり意味はありません。せめて3か月に1度、できれば毎月測定できる指標を選ぶようにします。ただし、データを集めることそのものに大きな労力がかかってしまう状況は避けなければいけません。データ

> の精度や正確さと、それを取得することにかかる労力のバランスを考えながら、適切なモニタリング指標を選びましょう。

内部のスタッフから意見を集める

　データを使ってモニタリングをすることも大切ですが、現場にはデータから知ることのできない数多くのヒントが潜んでいます。スタッフは、日々の業務の中で問題意識を持っていても、同僚や上司にはなかなか言い出せずにいるものです。彼らの意見を積極的に吸い上げることで、新しい問題を見つけ出すことができます。

　まず、スタッフが感じている問題点を直接、口頭で聞き出してみましょう。特に、看護部長・副看護部長といった病院管理者であれば、病棟をラウンドして「最近、何か困ったことはありませんか？」など、声かけする機会を設けましょう。現場との風通しをよくするためにも、お勧めです。

　その結果、少しでもヒントになるようなことを言ってくれれば、

「どうしてそう思うの？」
「もう少し詳しく教えてもらえる？」
「どうしたら良いと思う？」

と掘り下げて聞くことで、解決のヒントを得られるかもしれません。上司に言いたいことが言えて、スタッフを気にかけてくれる上司がいることは働きやすい職場の条件でもあります。

　面と向かって声をかけるのにハードルを感じるようであれば、スタッフを対象とした投書システムの導入を検討してもよいでしょう。メールや投書によって、スタッフが気軽に問題点や改善策を提

示できる仕組みを整えます。投書システムは運用レベルでさまざまな工夫が可能です。記名か匿名か、問題提起のみか提案までを義務づけるか、金銭的なインセンティブを与えるかなどによって、得られる情報は変わります。

　筆者（鐘江）の勤務する聖路加国際病院において2013年の夏、試験的に2病棟のみで行った看護業務改善のためのアンケート調査では、2週間で延べ223件の業務改善案が寄せられました。これだけ多くのアイデアを集めることができた理由のひとつに、アンケート用紙を工夫したことがあげられます。

　この調査では、単に「改善できる業務はありますか？」と聞くのではなく、

❶ **なくせる**と思う業務はありますか？
❷ **頻度や量を減らせる**と思う業務はありますか？
❸ **やり方を変える**べきだと思う業務はありますか？
❹ **他職種**などに**移した**ほうが良いと思う業務はありますか？

など、聞き方を工夫しました。「なくす」「減らす」「変える」「移す」という4つの軸を設定して聞くことによって、現場スタッフの発想を促すことに成功したのではないかと考えています。

外部から指摘を受ける

　自分たちの気づかない問題に気づくためには、「外部」の視点を取り入れることが必要です。長い間ひとつの業務に携わっていたり、ひとつの部門で仕事を続けていたりすると、自分たちの仕事のやり方に疑問を持たなくなりがちです。企業であれば人事異動によって

> ### ▼投書に金銭的なインセンティブ？
>
> 「投書に金銭的なインセンティブ？」と疑問を覚えられるかもしれませんが、実際に導入し、成果をあげている企業もあります。岐阜県の電気設備資材メーカー「未来工業」では、社員からの提案に対して、内容の良し悪しを問わず一律500円の報奨金を出し、さらに1年間で最も優れた提案に対してはボーナスを出しているそうです。未来工業では1年間に10,000件を超える提案が寄せられているそうなので、この制度のコストは大まかにみて500円×10,000件＝500万円です。これを高いと見るか安いと見るかは、その組織の置かれた状況によって判断のわかれるところですが、筆者は「10,000件のアイデアから生み出される効果」を考えれば、決して高くはない投資だと感じました。

別の部署で働くこともあるため、新しい視点が生まれてくることもありますが、病院ではわずかな例外を除いて、医師は医師、看護師は看護師の仕事を続けるのが通例です。

そのため、病院組織においては一般企業にも増して、**他職種や他部署、あるいは他院で仕事をする人の意見に耳を傾け、自分（自部署、自院）の仕事のやり方を見直す環境をつくっておく必要があります**。例えば関係する部署と定期的なカンファレンスを持つといったことも「積極的に外部の視点からの指摘を受ける」良い環境づくりとなります。

もうひとつの重要な「外部」は、**患者さんとその家族**です。彼らから得られるフィードバック情報には、医療現場における問題発見の重要なヒントが満載です。代表的な情報源は患者満足度調査です

が、年に1回程度しか行っていない病院が大半だと思います。その頻度では、参考程度にはなっても、病院全体のパフォーマンスを評価し、問題解決につなげる材料としては不十分です。

　また、患者・家族からの投書は多くの病院で導入されている仕組みですが、そこで受け取った意見や提案を十分に活用できていると自信をもって言い切れる施設は少ないでしょう。投書箱に寄せられた意見から問題を発見、設定していくためには下記のようなポイントを踏まえて投書箱を運営することが必要です。

・受け取った意見に毎日目を通す
・指摘された事柄の事実関係を確認する
・事実と認められた事柄は院内に広く周知する
・対応すべき指摘には対応責任者と期限を決めて対応する

　患者満足度調査や投書箱よりも、より直接的に患者・家族のニーズを探るには、患者・家族に直接話を聞くという方法が有効です。これを実践している病院は少ないかもしれませんが、きちんと身分を明かし、「病院の業務改善のため、患者さんの（ご家族の）ご意見をうかがっております」と目的を真摯に伝えれば、思っていることを喜んでフィードバックしてくれる患者さんは多いはずです。

　ヒアリングを行うのは、病棟師長や診療科部長、あるいは事務長といったある程度の役職を有した人が適任です。普段接するスタッフではない立場の人が公式な立場でヒアリングをお願いすることで、患者さんには「この病院は話を聞いてくれた」という印象が残ります。

　また、退院後、数日以内に自宅に電話をかけてヒアリングを行う

方法もあります。入院中や外来の待ち時間にヒアリングを行うと、「否定的なことを言うと、ちゃんと治療をしてくれなくなるのでは?」という思いを持つ患者・家族は多く、本当の意見を伝えてくれない可能性があります。また、退院して自宅に戻り、精神的にも肉体的にも落ち着きを取り戻す頃になると、患者さんも家族もいろいろなことを思い出します。そこで、退院後に電話によるヒアリングを行うことで、患者さんの生の声を聞き出すことが期待できます。

すべての退院患者さんに対して実施するのは難しいかもしれませんが、1日1人から始めてみましょう。思ってもみなかった問題点に気がつくかもしれません。

手順❷ 解決すべき問題を絞り込む

手順❶によって、数多くの解決するべき「問題」が浮かび上がってきます。しかし、それらの問題をすべて同時に解決できるわけではありません。なぜならば、問題解決にあてられる経営資源には限りがあるからです。問題解決を実行するためには、「ヒト・モノ・カネ」という経営資源が必要であり、経営資源の量に応じて、取り組む問題の数を絞り込む必要があります。

問題を絞り込むためには、「重要度」と「緊急度」によって優先順位をつけるのが基本です。また、「数値化」によって優先順位を客観的なものにすること、関係者間の「話し合い」によって、その優先順位を共有することが重要です。

Fig2-1　重要度・緊急度マトリックス

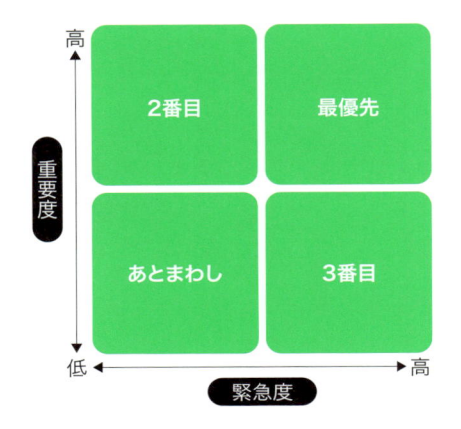

縦軸が重要度、横軸が緊急度を示し、4つの領域に区分する。

重要度・緊急度マトリックスを活用する（→144ページ）

　数ある問題に優先順位をつける方法の代表例が、**Fig2-1**で示す「重要度・緊急度マトリックス」です。これは、リストアップされた問題を「重要度」と「緊急度」で評価し、4つの領域のいずれかに配置することで優先順位を決めていきます。

重要度と緊急度の評価は数値と直感で決める

　重要度・緊急度マトリックスに問題を振り分けるには、それぞれの問題の重要度と緊急度を評価する必要があります。

　重要度では、例えば「病院の理念、ビジョン、事業計画に合致しているかどうか？」という尺度があります。「地域に根ざした医療」を理念として掲げる病院にとって「国際対応問題」の重要度は低いと考えられます。一方、芳しくない財務状況の改善を経営課題においた病院にとっては、「費用削減」の重要度は極めて高い、という

ことが言えます。

　一方、「緊急度」は「いますぐ解決しなければならないか？」が評価尺度です。すぐに解決しないと患者さんや職員に被害が及ぶような問題（医療安全上の問題、クレーム対応、法律に抵触していることなど）や、締切りが決まっているもの（監査対応、決算、採用・異動など）は一般的に、「緊急度の高い問題」と考えられます。

　重要度・緊急度の評価については、この段階では直感で決めてもかまいません。ただ、「重要度」の一部は比較的簡単に数値化できるということは押さえておきましょう。最もわかりやすいのは「金額」に換算することです。

「この問題によって、どれくらい余計な費用が発生しているか？」
「解決することによって、どれくらい利益が得られるか？」

　を大まかに見積もります。この段階では、細かい数値は不要であり、「10万円レベルの話なのか1,000万円レベルの話なのか」がわかれば十分に評価することができます。もちろん、金銭に換算できる要素がすべてというわけではありませんが、同じ経営資源を投入するのであれば、「1,000万円レベルの問題」のほうが重要度が高いのは明らかです。

重要度＞緊急度

　4つのエリアに問題を振り分けたとき、マトリックスの右上、「重要度も緊急度も高い問題」から着手すべきであることに、異論を持つ人はいないと思います。しかし、「重要度・高」＆「緊急度・低」の問題（マトリックスの左上）と、「重要度・低」＆「緊急度・高」

の問題（マトリックスの右下）のどちらを優先すべきかと問われると、迷う方も多いのではないでしょうか？　もちろん両方解決できればよいのですが、限られた経営資源をどちらかに投入せざるを得ないことも少なくありません。

　この場合、**緊急度よりも重要度を優先させる**のがセオリーです。つまり、上記の２択であれば「緊急度は低いが、重要度が高い」問題（マトリックスの左上）から手をつけます。心情的には「緊急度の高いもの」から手をつけたくなりますが、緊急度の高い案件を処理することによって、重要度の高い案件にまわす経営資源（ヒト・モノ・カネ）が足りなくなるのは本末転倒です。それを避けるため、「重要度＞緊急度」を基本とします。

　誤解のないように補足しておきますが、「重要度・低」＆「緊急度・高」の案件に手をつけてはいけないわけではありません。限られたリソースを配分する順序を決める際には、緊急度よりも重要度を優先させることが原則である、ということです。

> ▼関係者の話し合い
> 　重要度・緊急度を評価する作業において強調しておきたいことは、どちらも関係者の話し合いによって評価するということです。重要度も緊急度も、その評価を「最終的に直感で決める」ということは、人によって評価が大きく異なるということです。この手順で設定した問題の解決策は、チームメンバー全員で考えていくわけですから、全員が問題の設定に納得していることが重要です。
> 　その意味でも、自分はなぜそれを重要だと思うのか、緊急だと考えるのかを話し合いながら、このマトリックスをつくりあげることが大切です。

手順 ❸ 問題を文章に落としこむ

取り組むべき「問題」は決まった。さぁ解決にとりかかろう！……とはいきません。その前に必ずやらなければならない手順があります。それは、「何が問題であるか」を誰もが誤解なく理解できるように文章化することです。これは、続く手順❹につながる重要な手順です。

解釈の余地を残さない文章にまとめる

文章化をする際には、**解釈の余地を残さない**ように注意します。例えば「外来患者の待ち時間が長い」という問題がピックアップされたとします。しかしこれだけでは、聞き手によって問題の「捉え方」が異なってしまう可能性があります。

「外来」とはどこの診療科のことを言っているのか、「待ち時間」とはどこからどこまでの時間を指しているのか、「長い」というのはどれくらいの時間を言うのかが明示されていないため、「自分のいる診療科の待ち時間は全然長くないんだけどなぁ……」と疑問を覚える人が出てくるでしょう。こうした点についてひとつひとつ、誰が読んでも誤解なく理解できる文章に落としこみます。

なぜ「文章に落としこむ」というプロセスが必要かというと、手順❶、手順❷のプロセスに、スタッフ全員がかかわっているわけではないからです。また、問題を「誰が読んでもひとつの意味にしかならないような文章」で定義しておかないと、後になってから「そういう理解ではなかった」「そうは聞いてなかった」というメンバー間の見解の不一致が生じる可能性があります。

上記の例の場合、次のように定義すれば、すべての人の間で問題を共有できるはずです。

「月曜日の婦人科外来の待ち時間が長く、月間10件以上のクレームを受けています。患者満足度調査の結果も低下傾向にあり、このままだと患者離れにつながる可能性が高いと考えられます。したがって、この待ち時間問題を解決するためのプロジェクトを立ち上げます。なお、ここでの"待ち時間"とは、患者さんが来院してから診察を受けるまでの時間を指します」

　現実にはこのレベルまで明確化しなくてもチーム内での共有は可能ですが、できるだけ詳細な内容（可能であれば数字を入れる）に至るまで文章に落としこみ、問題を共有しておくことが大切です。

5W1Hを明確に

　誰が読んでもひとつの意味になる文章を書くというのは、実はとても難しいことです。主語が明確でなかったり、目的語が抜けていたりすることで、伝えたいことと違う意味に受け取られてしまうことも少なくありません。明解な文章を書くコツは、「5W1H」を意識することです。

- 「何が問題なのか？（What）」
  ……主語を明確にする
- 「どこで発生しているのか？（Where）」
  ……全体か一部か
- 「いつ発生しているのか？（When）」

……常時か特定の時間（曜日、週、期間）か
- 「誰にとっての問題なのか？（Who）」
　……全員か特定の人（部署、職種）か
- 「それがなぜ問題なのか？（Why）」
　……どんな被害が発生しているのか
- 「影響レベルはどのくらいなのか？（How）」
　……頻度、程度

　上記のキーワードをすべて説明することができれば、誰が読んでも同じ意味の文章になります。この作業にはある程度の「慣れ」が必要です。が、逆に言えば、慣れれば誰でもできるようになります。いま、自分が抱えている問題を題材に、文章化の練習をしてみてください（**Fig2-2**）。

　文章化すると、問題の論点が明確になります。5W1Hを使って文章化してみると、「もっと頻繁に起こっていると思ったら、それほどでもなかった」とか「どこの部門でも起こっているのかと思ったら、自分のところだけだった」といったことに気がつくこともあります。極端に言えば、**明確に文章化できない問題は、そもそも問題ではない可能性がある**とも言えるでしょう。なんとなく問題だと思っていたけれど、よくよく考えてみたらたいしたことではなかった、という案件はここで除外しておきます。

Fig2-2 問題を5W1Hで文章化してみよう

▼ 5W1H	自分が抱えている問題	例
What? 何が問題?		外来待ち時間が長い
Where? どこで?		婦人科
When? いつ?		毎週月曜日
Who? 誰が困っている?		患者、スタッフ、病院
Why? なぜ問題?		収益減の可能性大
How? どのくらい?		月に10件のクレーム

手順 ❹ 問題を共有する

　ここまでのステップをクリアした問題は「今、まさに解決すべき問題」と言えます。これが個人の問題解決であればステップ１は終了です。しかし、組織における問題解決では「問題を共有する」という手順が必要となります。

問題解決にかかわる人に伝えて、共有する

　ここまでの手順を経て抽出された問題を「問題」として認識している人は、手順❶から問題設定のプロセスにかかわってきたメンバーだけです。しかし問題解決には多くのスタッフ、特に他部門の協力が必要となります。それらの人に対して「なぜこれが問題なのか」「なぜこの問題を解決しなければならないのか」を理解してもらわなければいけません。

　手順❸で問題を文章化する中で、看護部で見出された問題であっても、薬剤師などの他職種が関与するケースなど、問題解決に関係する人が新たに明らかになることも少なくありません。取り組むべき問題が明確化してきたこの時点で、関係者と問題点についての認識を共有します。

トップダウンとボトムアップ

　手順❶で指標のモニタリングによって得た情報から問題を設定した場合（例えば、病床稼働率が低下しているなど）、日々忙しく働いているスタッフは、その事実を知らないことが多いので、彼らにその情報を周知する必要があります。リーダーはスタッフに対し、

Fig2-3　トップダウンとボトムアップ

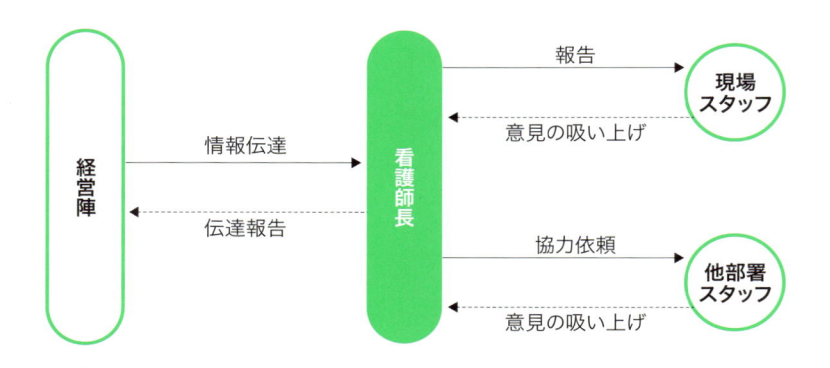

経営陣 → 情報伝達 → 看護師長 → 報告 → 現場スタッフ
看護師長 ⇠ 意見の吸い上げ ⇠ 現場スタッフ
看護師長 → 伝達報告 → 経営陣
看護師長 → 協力依頼 → 他部署スタッフ
看護師長 ⇠ 意見の吸い上げ ⇠ 他部署スタッフ

看護管理者（看護師長）は、トップダウン・ボトムアップともに、情報伝達の要である。

データに基づいた資料を用いて「なぜそれが解決すべき問題なのか」を説明します。これが、トップダウンの情報伝達です。

　一方、患者さんやスタッフの声から明らかになった問題については、経営幹部への情報伝達が必要です。現場では当たり前のことであっても、日頃現場にいる時間の少ない経営幹部がすべてを理解しているわけではないからです。これが、ボトムアップの情報伝達です（**Fig2-3**）。

　トップダウン・ボトムアップともに、情報伝達の要となるのは現場と経営幹部の間をつなぐ、看護管理者の役割です。

　手順❸で文章化した問題を、手順❹で組織全体（少なくとも関係するスタッフ全員）に浸透させることができればステップ１は完了です。

STEP 2
現状を把握する

手順 ❺ → ❻

網羅的かつ正確に把握する：合言葉は、「コレで全部か？」

　ステップ2のカギは、問題を取り巻く現状について網羅的かつ正確に把握することです。網羅的に把握するためにはあらゆる思い込み（最初から持っている仮説）を疑う必要があります。自分の現場のことは、少しの情報で「わかったつもり」になってしまいがちです。しかし、「わかったつもり」になってしまうと、追加の情報が入ってこなくなり、現状を網羅的に把握できなくなります。

　例えば、

「予定手術が定時に終わらない。このため、スタッフの負担が増すと同時に残業手当も増え、経営状態を圧迫している」

という問題が起こっているとします。この問題に関する情報収集を行うと、手術室の看護師から、

「執刀医が外来診察で忙しく、手術の予定開始時刻に手術室に入室できていない」

という情報が得られたとします。確かに、執刀医が予定時刻よりも遅れて手術にやってくれば、手術の開始は遅れます。さらに「執刀医が手術に遅れている場面」を実際に見聞きした経験があれば、「これこそが問題の原因だ！」と決めつけたくなるかもしれません。

　しかし、この仮説は思い込みに過ぎません。というのも、「執刀医が定時に来られない」ということが本当なのか、それがどのくらいの頻度で発生しているのか、そもそも手術が定時に終わらない理由は、執刀医の入室遅れだけなのか、といった**十分な現状分析が行われておらず、仮説を立てるのに十分な情報がない**からです。

　そこで、起こっている現象を網羅的に把握してみましょう。手術が定時に終わらない理由として考えられるのは「執刀医の入室遅れ」だけではありません。例えば、

- **執刀時間**
- **麻酔時間**
- **片づけ時間**
- **清掃時間**
- **次の手術の準備時間**
- **患者の入室時間**

　……など、さまざまな手順の遅れが、手術が定時に終わらない理由になりえます。さらに、これらのひとつひとつの要因について、さらに細かい要素に分けて考える必要があります（「分けて考える方法」については次の手順❺で取り上げます）

　次に、得られた要素それぞれを正確に把握します。正確さを決めるのは事実とデータです。患者さんの入室時刻、麻酔導入時刻、執

刀開始時刻といったデータは、比較的容易に入手できるはずです。それらを集計することで本当に執刀医が遅れてきているのか、その頻度はどのくらいなのか、遅れ時間はどの程度なのかを知ることができます。

例えば集計してみた結果、

「執刀医は全手術の60％で遅れて入室しているが、その85％は5分以内の遅れだった」

という結果が出たとすれば、「執刀医の入室遅れ」による時間のロスが手術時間全体に占める割合は小さいと判断でき、「執刀医の遅れがこの問題の要因である」という思い込みによる仮説を否定することができます。こうしたデータに基づいた検討を行わずに「執刀医の遅れが手術時間を長くしている原因だ」と思い込んだまま対策を考えていたら、「執刀医に注意を促す」という誤った対策を取ってしまうかもしれません。

「網羅的かつ正確に把握する」とは、このように要素ごとにデータに基づいた分析を行うことによって、仮説を検証していく作業のことを言います。

手順 5 問題を構成する要素を「因数分解」する

問題を把握する手順の第一歩は、問題を、それを構成する要素に分解（細分化）することです。では「要素に分解する」とは具体的に、どのような作業なのでしょうか。

ここで、中学校の数学の時間に学んだ「因数分解」を思い出してみてください。念のためにおさらいをしておくと、例えば「18」という数字は、2×9に分解することができます。では、これ以上細かく分解することはできないでしょうか？　いいえ、9という数字は、さらに3×3に分けることができます。よって、「18」の因数分解は2×3×3という3つの数字に分解することで完了します。
　このように、ある数字をこれ以上分けられないところまで小さな数字（素数）に分解していく作業が因数分解です。
　問題を、それを構成する細かい要素に分解するという作業は、因数分解と同じです。先の例では「手術時間全体」が「18」という数字に該当しますので、「手術時間全体」を、それを構成する要素に分解してみましょう（**Fig2-4**）。
　Fig2-4のように、思いついたキーワードを紙やホワイトボードに実際に書き出してみると、網羅性を高めることができます。「自分が携わっている仕事だからいちいち書き出さなくてもアタマに入っている」と思う方もいらっしゃるかもしれませんが、試しに一度書き出してみてください。
　こうした図のことを、一般的に「論理ツリー」「ロジックツリー」と呼びます（→136ページ）。詳しい使い方は第3章で解説しますが、問題の現状を把握する「因数分解」では、こうしたロジックツリーを用いることによって、網羅性を高めることができるのです。
　数学の因数分解は誰が解いても同じ解が出ますが、問題解決の因数分解の答えはひとつではありません。施設によって異なるのはもちろんのこと、誰が分析を行うかによって異なる「解」が導き出されます。ここには必ずしも「正解」「不正解」はありません。重要なのは**問題解決につながる因数分解**となっているかどうかです。

Fig2-4　手術時間を業務ごとに「因数分解」する

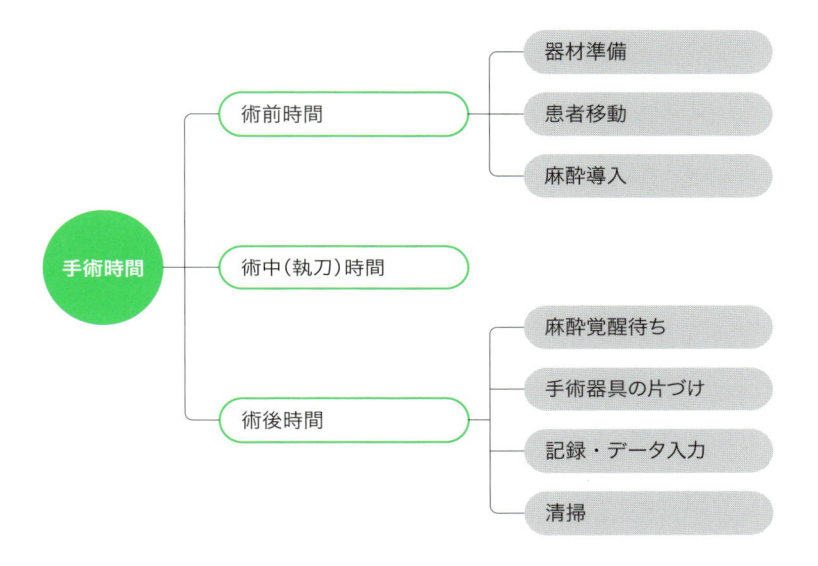

```
手術時間 ─┬─ 術前時間 ─┬─ 器材準備
          │             ├─ 患者移動
          │             └─ 麻酔導入
          ├─ 術中（執刀）時間
          └─ 術後時間 ─┬─ 麻酔覚醒待ち
                        ├─ 手術器具の片づけ
                        ├─ 記録・データ入力
                        └─ 清掃
```

　「手術時間」の因数分解では、先に紹介したような、麻酔導入、執刀、片づけ、清掃、準備といった「業務別」に分けることもできれば、診療科別、疾患別、執刀医別、曜日別、時間帯別……など、まったく異なる要素に分解していくことも考えられます（**Fig2-5**）。では、どのような分け方が適切なのでしょうか？　それは、その分け方が仮説を証明する（あるいは、否定する）ものとなっているかどうか、です。

　例えば「手術時間は曜日ごとにバラツキが大きいのではないか？」という仮説があれば、「曜日別」という因数によって、手術時間を分けて考えることは正しいアプローチです。しかし、「診療科別にバラツキがあるのではないか？」という仮説を持っているにもかかわらず、「曜日別」に分解をしても、それは適切な分け方とは言え

Fig2-5　手術時間を「因数分解」する切り口はさまざま

- 診療科別（執刀医別、麻酔科医別、など）
- 曜日別（曜日による差があるか？）
- 手術室別（部屋による差があるか？）
- 手術種類別（予定 or 緊急、開腹 or 内視鏡、など）
- 患者属性別（年齢、性別、重症度、など）

ません。

　問題点を細かい要素に分解することで、不具合が発生しているポイントを具体的に考えることができるようになります。もうひとつ、練習として「職員の満足度」をロジックツリーによって、要素に分けてみましょう。手術時間は具体的な作業工程ごとに分けられるため、要素に分けることが比較的容易でしたが、「職員の満足度」は少し難しいと感じるかもしれません。**Fig2-6** に考えられる切り口を上げましたので、自施設の職員満足度の問題について、ロジックツリーで分析してみてください。

手順❻　分解した要素ごとにデータを集め、分析する（正確性）

　因数分解をすることによって、問題を構成している要素を洗い出すことができました。手順❻では、それぞれの構成要素が「どのくらい」重要なのかを明らかにしていきます。

　手術時間を構成している項目が「準備」「移動」「手術時間（執刀

Fig2-6　職員の満足度をロジックツリーで分ける際の切り口

- 職種別（医師、看護師、薬剤師、検査技師、事務、など）
- 部署別（診療科、病棟、医事課、など）
- 年齢別（20代、30代、40代、など）
- 男女別
- 勤続年数別
- 役職別

時間＋麻酔時間）」「カルテ記載」「片づけ・清掃」の5つに分解されたとします。ただ、この5つの項目が手術時間に対して占める割合は同等ではありません。また、行う手術の内容ごとにその割合は大きく異なると考えられます。例えば眼科のような短時間で終わる手術の場合、手術時間よりも準備や片づけの時間のほうが長いかもしれません。一方、心臓外科のように長時間にわたる手術であれば、当然、手術時間が大きな割合を占めることになるでしょう。

　こうしたデータを集めて分析をすることで、手順❺でリストアップした項目のどれが最も重要な要素なのかを絞り込みます。

　このとき、可能な限り「定量データ」を集めるように心がけます。定量データとは、簡単に言えば数値で表すことができるデータです（**Fig2-7**）。

　「定量データ」に対して、数字で表すことのできない情報を「定性データ」と言います。例えば患者満足度調査の自由記載欄に書かれた内容や、退職するスタッフに対するヒアリングで得た退職理由などがこれに該当します。

Fig2-7　定量データの例

- 患者数（人）
- 満足度（％）
- 収入額（円）
- 人件費（円）
- 待ち時間（分）

　なぜ「定量データを集めるべき」なのかといえば、定性データでは正確で客観的な分析をすることが難しいからです。「昨日、患者さんからの投書に○○科に対して、こんなクレームが書かれていた」という情報を得たとしても、それが毎日のことなのか、年に1度のことなのかがわからなければ、その情報の重要性を判断することができません。一方、「○○科の患者満足度は85％で、昨年に比べて3％アップした」といった数値データであれば、その意味するところは一目瞭然です。

　念のために補足しておきますが、「定性データ」が役に立たないわけではありません。「定性データ」は、生の情報としてはとても有効です。しかし、この手順❻において、現状を「正確に」把握するためには、定性データよりも定量データが適しているのです。

練習問題：家計簿を例に、問題の構造を分析してみる

　手順❺と❻によって、問題を因数分解し、それぞれの要素を定量的な数値データで評価しました。こうすることによって、複雑に見える問題が少しずつわかりやすい形になってきたはずです。

ここでステップ２のまとめとして、ちょっとした息抜きも兼ねて、身近な例を使った練習問題にチャレンジしてみましょう。あなたは、なかなかお金が貯まらないことに悩んでいるとします（→問題）。この問題解決に取り組むにあたり、あなたはまず何をするべきでしょうか？

　あなたは、自分の出費額を項目ごとに分けてみることにしました（→因数分解）。そして、それぞれの支出項目に毎月いくら使っているのか家計簿をつけて調べてみたところ、次のようなデータが明らかになりました。

- 家賃：80,000 円（40%）
- 公共料金：20,000 円（10%）
- 食費：50,000 円（25%）
- 交際費：30,000 円（15%）
- 保険料：10,000 円（5%）
- 貯金：10,000 円（5%）
- 合計：200,000 円

　次に、出費額の合計は同じなのに月に 30,000 円貯金している人のデータを調べてみたところ、下記の通りとなりました。

- 家賃：75,000 円（− 5,000 円）
- 公共料金：20,000 円（± 0）
- 食費：40,000 円（− 10,000 円）
- 交際費：25,000 円（− 5,000 円）
- 保険料：10,000 円（± 0）

- 貯金：30,000 円（＋ 20,000 円）
- 合計：200,000 円

　カッコ内の数値は、あなたの出費額との差です。ちなみにこのデータは某マネー雑誌の記事を元に筆者が作成したものですが、ひとまず信頼できるデータであると仮定しておきます。

　これで「お金が貯まらない」というあなたの問題を、支出の側面から因数分解し、各要素のデータを取ったことになりますが、ここから、どこが問題になるのかを考えれば、基準値から最も大きく乖離している食費（月間1万円の差額）に問題がありそうだ、ということがわかります。もちろん、他にも差額が発生している項目がいくつかありますが、全体を網羅し、定量データ的に分析すれば、最も重要な項目は「食費」であることがわかります。「食費」に絞り込んだ対策を打つことによって、効率よく問題解決を行うことができそうです。

　つまり、もともとの問題であった「なかなかお金が貯まらない」を因数分解し、定量化することによって、「食費の出費額が多い（それを減らすにはどうすればいいか）」という、より焦点化された問題に絞り込むことができたのです。

データの重要性

本書を手にされている方は良くご存じだと思いますが、「EBP = Evidenced Based Practice（根拠に基づいた臨床）」という言葉があります。これは、医療者個人の過去の経験や思いつきで治療を行うのではなく、現時点で最も信頼できる科学的に実証された情報に基づいて、目の前の患者さんにとって最善の治療を行うことです。

問題解決術も、EBPを行うことと動機は同じです。個人の直感や思いつきではなく、データに基づいた客観的な分析によって問題に取り組めるようになることが、問題解決術を学ぶことの最大の意義です。ではなぜ「データに基づく」ことが重要なのでしょう。その理由は大きく分けて2つあります。

1つは、**「客観的であること」**です。組織における問題解決では、他人の行動を変えることが求められます。「私はこう思うので、あなたの仕事のやり方を変えてください」では、他人の行動を変えることはできません。客観的なデータを示し、誰もが納得できる結論を提示することは、他人の行動を変える最低条件です。

2つめの理由は、**「効率的であること」**です。問題がいくつかの要素から構成されることは、ステップ2で述べてきた通りですが、その要素のどれに働きかければ効果的かということを、データは教えてくれます。

例えばある問題を因数分解したところ、5つの要素に分けられたとします。しかし、その5つの要素はすべて同じくらい重要というわけではなく、重要な1つの要素を改善することによって、他の4つには手をつけなくても状況は大きく改善する、ということが多いのです。この重要な「1つ」の要素を特定するために、データ分析は欠かせないのです。

より意味のあるデータを効率的に集めるためには、できるだけ多くのデータ収集の選択肢を持っておくことが大切です。病院における情報源として代表的なものを以下にあげておきます。

● 院内情報システム

　すべての基本となるのは院内の情報システムからの情報です。ここから得られる診療情報、医事会計情報、財務情報、人事情報、研修記録などは、あらゆる分析の基礎となります。院内にどのようなシステムが存在するのか、そこにはどのようなデータがどのような形式で保存されているのか、それらを抽出するためにはどのような手続きが必要なのか。看護管理者は病院の中核を担う役割にあり、この程度の情報は基本として押さえておきましょう。

● アンケート調査

　アンケートは、患者さんから、あるいはスタッフからの生の情報を得るための重要な手段です。アンケート調査で最も大切なことは質問票の設計であり、その際、押さえるべきポイントは2つです。1つめは、**仮説思考で作成する**ということです。アンケート調査は単なる情報収集ではありません。事前に立てた仮説が正しいかどうかを確認するために行われます。ある問題について、「これは病棟ごとに異なるのではないか？」という仮説があるなら、アンケート用紙に病棟を記入する欄を設けなければ意味がありませんし、「経験年数による違いがあるのではないか？」という仮説を確認するためなら、経験年数を書き入れる欄を用意する必要があります。

　アンケート調査の2つめのポイントは、可能な限り「定量データ」にすることです。例えば、「患者満足度において、食事に対する満足度が重要なのではないか？」という仮説を立てたとします。この仮説を確認するための質問として「入院生活において、食事は重要

ですか？　はい・いいえ」と聞いても有効な回答は得られません。トレードオフになる条件を設定せずに「食事は重要ですか？」と聞かれれば、「はい」と答える人が大半だからです。「100人中98人が、食事は重要と回答した」という当たり前の調査結果を受けても、私たちは何も判断することができません。

　アンケート調査を具体的なアクションにつなげるためには、「〇〇と比べてどちらが重要ですか？」と比較対象を決めることや、「とても美味しいが1日1,000円かかる食事と、医療費の範囲内で提供するそこそこの食事のどちらを選びますか？」というような、具体的な聞き方が必要です。前者の場合は、食事以外に入院生活の満足度に影響を与える要素を10個並べて、「この10個の項目を重要だと思う順に並べてください」という質問にすれば、患者さんが受けるさまざまなサービスにおいて、食事がどの程度重要な位置を占めるのかが明らかになります。

　さらに一歩進めて、同じ10項目に対する満足度を5段階評価で回答してもらえば、「重要度×満足度」のデータを得ることも可能です（**Fig2-8**）。アンケート調査によって、このような定量化された「意味のあるデータ」を得られるかどうかは、すべて質問票の設計にかかっています。

●パブリックデータ

　あまり使うことはないかもしれませんが、自院のデータとの比較のためや、世の中の動向を知るために使うのが、公的機関や民間の調査会社などから公開されているデータです。例えば、「自院の二次医療圏に居住している65歳以上の男性は何人いるのか？（集患対策）」「近隣のA病院は疾患Bの手術を年間何例実施しているのか？（競合調査）」「各都道府県で毎年何人の看護師が誕生しているのか？（採用調査）」などのデータがあります。

Fig2-8　効果的な患者アンケートの設計の例

項目	重要度	満足度
❶ 治療効果	1	1　2　③　4　5
❷ 食事	7	1　②　3　4　5
⋮	⋮	⋮
❿ 痛みのコントロール	4	1　2　3　④　5

集計すると…

重要度 × 満足度

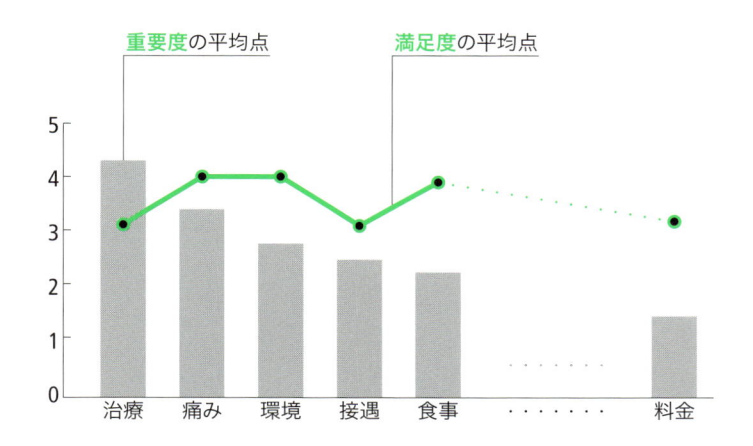

重要度の平均点　　満足度の平均点

（治療・痛み・環境・接遇・食事・……・料金）

このようなデータは、厚生労働省や都道府県などの公的機関から手に入れることができるほか、最近では、インターネットの普及により、職場にいながらにして膨大なデータベースにアクセスすることができます。GoogleやYahoo！などの検索エンジンに欲しいデータのキーワードを入力するだけで、たちどころに必要な情報にアクセスできることはご存じのとおりです。

　ただし、こうしたパブリックデータの扱いでは、**データの出所とデータ定義には注意が必要**です。特にインターネットでは、さまざまなサイトが公的なデータを「加工して」独自の分析をしています。この加工後のデータを使う場合は慎重な判断が求められます。できることなら、元データを確認してから使うことをお勧めします。また、データの定義にも注意が必要です。データの定義というのは「そのデータをどのように収集したのか」ということです。例えば人口調査であれば昼間の人口と夜間人口ではまったく違う数字が出ます。また、患者数や手術件数などのデータであれば、DPC/PDPS（Diagnosis Procedure Combination/Per-Diem Payment System：診断群分類に基づく1日当たり定額報酬算定制度）包括評価などの公的データを使用している場合と、雑誌などが独自に行うアンケート調査（病院の自己申告になります）による場合とでは、信頼性が違います。

　このように、そのデータを、誰が、いつ、どのように集めたのかを、しっかり確認したうえで使用することが大切です。

● **他院の情報**

　筆者（鐘江）が医療の世界に入ってきて驚いたことの1つが、多くの病院や医療者がお互いの情報を惜しげもなく共有する文化です。一般企業ではいわゆる「企業秘密」にあたるようなことであっても、医療のため、患者のためという共通目的を達成するために、

学会などで互いのベストプラクティスを堂々と報告し合う文化は、一般企業ではあまり見かけないものです。学会以外でも、他の病院を訪問し、実際に働いている人に直接話を聞くということも頻繁に行われています。

こんな素晴らしい文化を問題解決に使わない手はありません。学会で気になる発表をしている人を見かけたら、ぜひ知り合いになりましょう。そして、訪問のアポイントを取って、その人の勧めている病院を見学する。「百聞は一見に如かず」です。本当に必要な情報を入手するためであれば、交通費や宿泊費を惜しんではいけません。

●論文や雑誌記事など

上記の「他院の情報を共有する」という活動を世界的な規模で展開しているのが論文という仕組みです。日本に限らず、世界各国の医療機関で行われていることが、論文という形で世界中を駆け巡ります。論文の良いところは、掲載前に審査が行われるため、一定の水準が保証されている点です。

また、医学関連の雑誌記事にも参考になるものがたくさんあります。最近では、インターネット上で閲覧できる記事も数多くあります。記事を読むだけでも参考になる情報は得られますが、本当に気になる記事に出会ったときは、記事になっている施設や人に直接コンタクトを取り、電話でさらに詳しい情報を聞いたり、実際に訪問したりして、より一次情報に近いレベルでの情報収集をすることをお勧めします。

STEP 3
原因を明らかにし、課題を設定する

手順 ❼ → ❽

「なぜ」を追究するための2つのキーワード

　ステップ1で数多くの事象から検討すべき問題を定義し、ステップ2でその問題を因数分解し、基本的なデータを集めることによって、どこに大きな問題があるのかのアタリをつけるところまで進みました。言いかえれば、「何が」「どこで」起こっているのかを明らかにしたわけですが、これではまだ解決策を検討することはできません。ステップ3では、その問題が「なぜ」起こっているのかという「原因」を突きとめます。ここでのキーワードは、「仮説思考」と「論理的思考」です。

手順 ❼ 仮説を立て、問題の原因となる要素を洗い出す

　まず、設定した問題に対する「仮説」を立てます。「仮説」というのは、その問題が起こっている理由を「こうではないか？」と仮置きすることです。
　例えば、看護師の離職者が急に増えたとします。離職者が増えると、

- 採用活動に多額の費用がかかる
- 新人が増えることによって、育成のための費用がかかる
- 一人前になるまでの期間、医療の質が低下する

　といった問題が発生します。そこで離職の現状を把握するために因数分解を行い、要素ごとのデータを集計しました（ステップ１〜２）。その結果、特定の病棟、特定の年次での離職が目立つことがわかりました。では、「特定の病棟・年次で離職が増えた」という問題が生じた理由について、仮説を立ててみましょう。
　特定の病棟での離職が多いということからは、

「その病棟だけ業務が忙しかったのではないか？」
「その病棟の師長のマネジメントに問題があるのではないか？」
「診療科を限定した他院からの引き抜きではないか？」

　といった仮説を立てることが可能です（もちろん他にも考えられますので、思いつく限り、あげてみてください）。一方、特定の年次での離職率が高いということからは、

「転職市場での価値が高い年次なのではないか？」
「友達同士で誘いあって、同じ病院に移ったのではないか？」

　といった仮説が立てられるでしょう（こちらも他の仮説をいくらでも立てられるはずです）。
　次に、立てた仮説を深掘り（ドリルダウンと言います）していきます。ここでのキーワードは「なぜ？（Why?）」です。ひとつひ

とつの仮説を深く掘っていくことで、その問題の本質に迫ります。例えば、上記の仮説の1つ「その病棟だけ業務が忙しかったのではないか？」を「なぜ？」と深掘りしてみましょう。

「その病棟だけ業務が忙しかったのではないか？」→なぜ？
　①患者数が多かったからではないか？
　②患者1人あたりの業務量が増えたからではないか？
　③業務量に見合ったスタッフが配置されていなかったからではないか？

「なぜ？」と問うことによって、1つの仮説から新たな3つの仮説が出てきました。この3つの仮説もまた、さらに深掘りすることが可能です。

このように「なぜ？」と問いかけていくことによって問題を深く分析していくプロセスは、ステップ2での因数分解と基本的には同じです。ただ、要因を探るには、より深い知識と創造力が求められます。他人の意見を見たり聞いたりすることで新しい視点やアイデアが出てくることもあるため、この作業は1人で行うよりも複数で集まってアイデアを出し合ったほうが成果をあげることができるでしょう。

「もうこれ以上深掘りできない」と思うところまで分解したら（**Fig2-9**）、手順❽に進みます。

Fig2-9　要因分析のロジックツリーの例

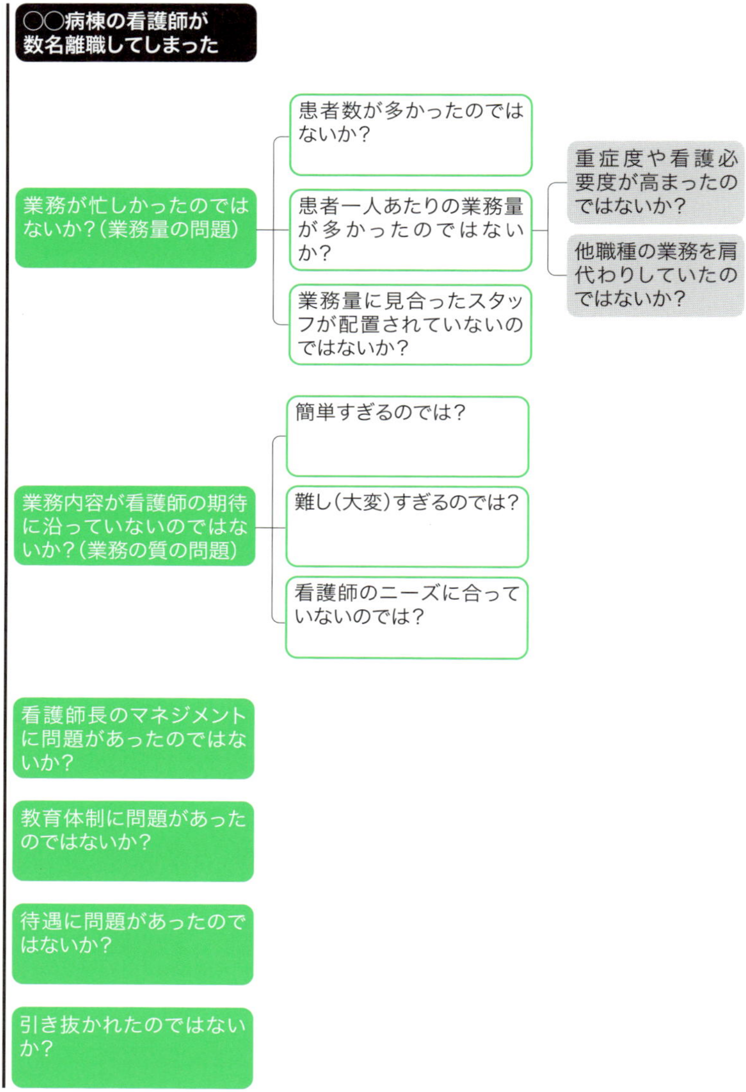

○○病棟の看護師が数名離職してしまった

- 業務が忙しかったのではないか？（業務量の問題）
  - 患者数が多かったのではないか？
  - 患者一人あたりの業務量が多かったのではないか？
    - 重症度や看護必要度が高まったのではないか？
    - 他職種の業務を肩代わりしていたのではないか？
  - 業務量に見合ったスタッフが配置されていないのではないか？
- 業務内容が看護師の期待に沿っていないのではないか？（業務の質の問題）
  - 簡単すぎるのでは？
  - 難し（大変）すぎるのでは？
  - 看護師のニーズに合っていないのでは？
- 看護師長のマネジメントに問題があったのではないか？
- 教育体制に問題があったのではないか？
- 待遇に問題があったのではないか？
- 引き抜かれたのではないか？

手順 8 データを集め、分析する

　ひととおりの仮説が出そろったら、それらの仮説を肯定、あるいは否定するための分析を行います。医療においても検査データの分析を間違えると望ましい治療結果が出ないのと同じように、問題解決においても、このデータ分析が最も重要かつ難しい作業であると言えます。

　この手順で必要とされるスキルは、「データ収集方法（→85ページ）」「データ分析方法」「論理的思考力」「プレゼンテーション能力」です。

　世の中には、データ分析に関する数多くの書籍が出版されています。詳しくは第3章のツール編で解説しますが、データ分析の際に使える分析手法は、おおむね **Fig2-10** の6つのパターンに分けられます。

Fig2-10　データ分析の6つの手法

①モノゴトを分解して考える→**ロジックツリー**（→136ページ）

②モノゴトを分類して考える→**マトリックス**（→144ページ）

③アタマを整理し、比較する→**表**（→153ページ）

④時間を可視化する→**ガントチャート**（線表）（→159ページ）

⑤アイデアをシンプルに伝える→**コンセプト図**（→155ページ）

⑥モノゴトの流れを捉える→**プロセスマップ**（→157ページ）

※村井瑞枝著『図で考えるとすべてまとまる』（クロスメディア・パブリッシング、2009年）参考

これらのツールを使って、手順❼の仮説をデータによって検証していきます。例えば手順❼で作成した看護師の離職の要因分析の結果についてデータ分析を行うには、次のようなデータが必要です（Fig2-11）。中には院内に存在しないデータ、あるいは集めるのに時間や手間のかかるデータもあります。経営資源をどこまで使ってデータを集めるべきかはその都度判断します。

以上の作業の結果、ある病棟の離職者の多くが師長の管理体制に不満があることを退職の理由にあげていたとすれば、この問題の最大の原因は「看護師長のマネジメント」にあるということがはっきりします。

この病院で最初に見えていた事象は、「看護師の離職者が増えている」ことでした。そこから現状を因数分解していくことによって、問題の所在を「特定の病棟・特定の年次」に絞り込むことができました。さらに、その要因について仮説検証を行うことで、特定の看護師長のマネジメント体制に問題があったことが明らかとなりました。これにより、検討するべき課題は「どうすれば、看護師長のマネジメント能力を高めることができるか？」であることがはっきりとしました。

このように事象（離職が増えている）から問題（費用増、医療の質低下）を抽出し、因数分解によって問題点を絞り込み、さらに分析を行うことによって課題（いかに看護師長のマネジメント能力を向上させるか）を設定する。これが、ステップ１～３の基本のプロセスです。

なお、ステップ１～３のプロセスの中で、当初「問題」として見出したものが大きな問題ではなかったり、他に解決すべき問題が明らかになったりする場合には適宜、ステップ１、ステップ２に戻

Fig2-11　看護師の離職要因について分析するために必要なデータ

○○病棟の看護師が数名離職してしまった

- 業務が忙しかったのではないか？（業務量の問題）
  - 患者数が多かったのではないか？→**患者実数、延べ患者数**
  - 患者一人あたりの業務量が多かったのではないか？
    - 重症度や看護必要度が高まったのではないか？→**重症度、看護必要度**
    - 他職種の業務を肩代わりしていたのではないか？→**業務リスト**
  - 業務量に見合ったスタッフが配置されていないのではないか？→**経験年数別スタッフ数**

- 業務内容が看護師の期待に合っていないのではないか？（業務の質の問題）→**業務リストと当該病棟の看護師キャリア調査**
  - 簡単すぎるのでは？
  - 難し（大変）すぎるのでは？
  - 看護師のニーズに合っていないのでは？

- 看護師長のマネジメントに問題があったのではないか？→**看護師長に対する評価、離職者のヒアリング調査**

- 教育体制に問題があったのではないか？→**1年間の教育受講履歴**

- 待遇に問題があったのではないか？→**他院との待遇比較**

- 引き抜かれたのではないか？→**辞めた人の行き先調査**

※太字は検証に必要なデータ。分析した要因ごとに、検証に必要なデータは異なる。

Fig2-12　ステップ1〜4のフロー

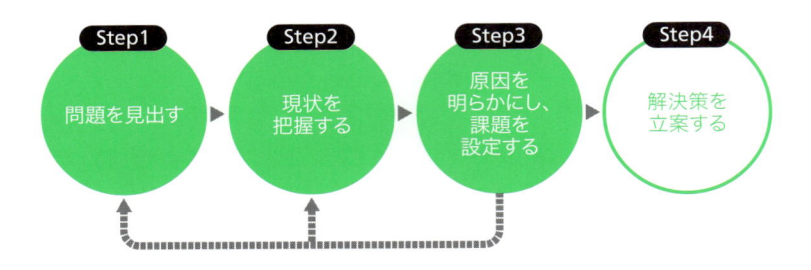

Step1	Step2	Step3	Step4
問題を見出す	現状を把握する	原因を明らかにし、課題を設定する	解決策を立案する

り、検討をし直すことになります（**Fig2-12**）。

STEP 4 解決策を立案する

手順 ❾ → ❿

解決策を立案するための2つの作業

　ステップ1から3では、見つけ出した事象から問題を抽出し、仮説を立て、それらを検証することによって、取り組むべき「課題」を明らかにしました。ステップ4からは、いよいよその「解決」にとりかかることになります。

　ステップ4では、性質の異なる2つの作業を行います。1つめは、アイデアを「広げる」作業です。1つの課題に対する解決策は数多く存在します。まずは、前提や制約にとらわれることなく、自由な発想を広げて、できるだけ多くの解決策を考えます。ここでは**ソウゾウリョク（＝創造力・想像力）**が試されます。

　しかし、アイデアを広げたままではいけません。次に行うのは、広げたアイデアを「絞る」作業です。たくさん出された解決策の中で、実際に実行に移す価値のあるものはどれなのかを検討します。ここで求められるのは、やはり**論理的思考力**です。

手順 9 解決策のアイデアを抽出する

　解決策のアイデアを抽出する作業においてもロジックツリーが活躍します。ただし、なぜ(Why?)をひたすら繰り返す因数分解(→ 77ページ）とは少しやり方が異なります。ここでのロジックツリーのキーワードは「どうやって？」（How?）です。「○○を解決するにはどうすればよいか？」と繰り返し「どうやって？」（How?）と問いかけます。

　Fig2-13では、82ページの練習問題の「食費を減らす」という解決策について「どうやって？」（How）と繰り返し問いかけることによって、アイデアを洗い出しています。このように、ひたすら「どうやって？」（How?）という問いかけを繰り返すことによって、より具体的なアイデアが出てくることがわかります。

ブレーンストーミングの4原則

　Fig2-13はあくまでも一例です。他の人が作れば、まったく違うツリーになるかもしれません。そのため、この作業は複数の人を集めてブレーンストーミング形式で行うことをお勧めします。他人の意見を聞くことで発想が刺激され、より多くのアイデアが生み出される可能性も高まります。

　ただし、ブレーンストーミングを行う際には、絶対に守っていただきたい原則があります。それが、**Fig2-14**にあげる4原則です。

　この4つの原則を無視したブレーンストーミングは、ブレーンストーミングではありません。中でも「奇抜なアイデアを尊重すること」は、とても大切です。メンバーの中には過激な発言をする人

Fig2-13　食費を減らすには？

食費の出費を減らすにはどうすれば良いか？

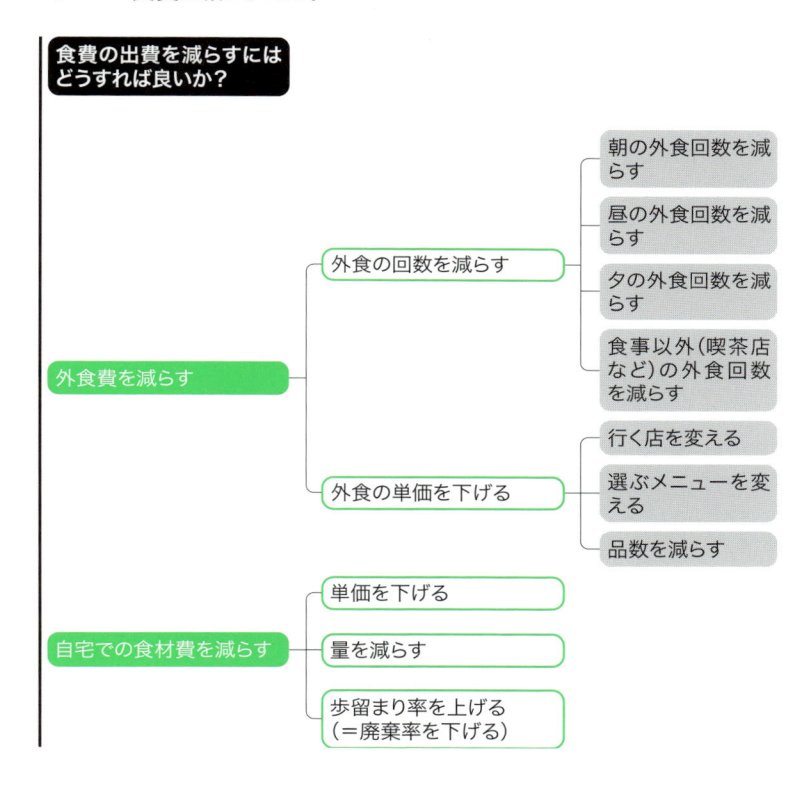

- 外食費を減らす
  - 外食の回数を減らす
    - 朝の外食回数を減らす
    - 昼の外食回数を減らす
    - 夕の外食回数を減らす
    - 食事以外（喫茶店など）の外食回数を減らす
  - 外食の単価を下げる
    - 行く店を変える
    - 選ぶメニューを変える
    - 品数を減らす
- 自宅での食材費を減らす
  - 単価を下げる
  - 量を減らす
  - 歩留まり率を上げる（＝廃棄率を下げる）

Fig2-14　ブレーンストーミングの4原則

- 他人の意見を批判しない
- 奇抜なアイデア、ユニークなアイデアを尊重する
- 質より量
- 他人の意見に対する付け足しを歓迎する

がいるかもしれませんが、そのような発言が起爆剤となって「コロンブスの卵」のような誰も気がつかなかった斬新なアイデアが生まれることもあります。奇抜なアイデアが出てきたときは「なるほど、そうきたか」くらいの寛大な心で容認するようにしてください。少なくとも、それを批判したところで何のプラスにもなりません。

手順 10 複数の解決策を比較し、実行すべき案を選び出す

　データに基づいた理詰めの分析や、現場の肌感覚を持つメンバーによる建設的なブレーンストーミングを経ることによって、数多くの解決策が考え出されます。一見すると、どのアイデアも素晴らしいものに見えるでしょうし、それぞれ、実際に行えば一定の効果を生み出す可能性は高いでしょう。しかし、多くの解決策を考え出したとしても、そのすべてを実行することはできません。

　なぜならば、解決策を実行するためには、さまざまな経営資源＝ヒト・モノ・カネ・時間が必要になるからです。先にも書きましたが、経営資源には限りがあります。限られた資源を有効に使うためには、**解決策に優先順位をつける必要があります。**

　では、優先順位はどのようにつけるのでしょうか？　ここに2つの解決策があるとします。A案は、大きな効果がありそうですが、大きな投資が必要になりそうです。一方のB案は、あまりお金をかけずに実行できそうですが、それなりの効果しか見込めないと考えられます。あなたが意思決定者なら、この2案のどちらを選ぶでしょうか。

　このように複数の解決策がある場合は、それらをすべて**数値で評**

価して優先順位をつけるようにしてください。数値で評価することのメリットは、客観的であることです。上の例で言えば、「なんとなくA案のほうがいいのに……」と思っている人に対して、「総合的に判断した結果、A案は65点でB案は78点でした。したがって、B案が採用されました」と説明することができれば、B案を採用したことに賛同が得られるはずです。

解決策を数値で評価する場合には、一般的に以下の4つの項目を使います。

❶**期待される効果**：その解決策が成功した場合、
　　　　　　　　　　　どのくらいの効果がもたらされるのか
❷**実現可能性**：その解決策が成功する可能性はどのくらいあるのか
❸**費用**：その解決策を実行するのにかかる費用
❹**時間**：その解決策を実行するのにかかる時間

これらの4つの項目を、**Fig2-15**の公式に当てはめることで、それぞれの解決策の「価値」を数値化することができます。

ここでは模式的に数式で表現していますが、何もこの公式で得られる「数値」による評価が絶対的なものだと言いたいわけではありません。大切なことは、この4つの項目の関係性です。❶と❷は数値が増えることが解決策の価値を高めることにつながる項目です。一方の❸と❹は数値が増えるほど解決策の価値が下がる項目です。

中でも「❹時間」が「割り算の分母」であることに注目してください。「割り算の分母」ということは、「❹時間」の数値は、大きくなればなるほど、価値が大きく下がるということです。例えば1か

Fig2-15　解決策を評価する公式

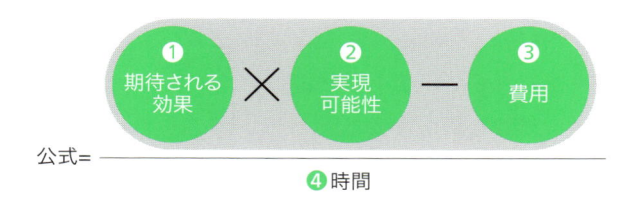

公式= $\dfrac{\text{①期待される効果} \times \text{②実現可能性} - \text{③費用}}{\text{④時間}}$

月で終わる解決策と3か月かかる解決策とでは3倍の価値の差があることを意味します。まさに「タイム・イズ・マネー」なのです。

看護師業務軽減の解決策を比較する

　解決策の絞り込みを、具体例で考えてみましょう。看護師の業務を軽減するための解決策として、次の3つの解決策が提示されたとします。

案1：看護師を採用する
案2：助手を採用する
案3：抜本的な業務見直しを行い、不要な業務を減らす

　それぞれの案について、先に述べた4つの要素を調べてみるとTable2-1のように評価できました（もちろん、病院のおかれている環境によって評価は異なります。あくまで1つの例として理解してください）。
　時間以外の評価が数値化されていないため、厳密な比較はできま

Table2-1　3つの解決策を比較する

	期待される効果	実現可能性	費用	時間
【案1】看護師採用	大きい（離職リスクあり）	難しい	高い（採用費＋人件費）	6か月
【案2】助手採用	限定的	比較的容易	中程度	2か月
【案3】業務見直し	大きい	難しい	ほぼゼロ	6か月

せんが、Fig2-15の公式にあてはめてみると、少なくとも案1よりは案3のほうが望ましいことはわかります。それは、効果、実現可能性、時間が同じなのに、案3はほとんど費用がかからないからです。

STEP 5
チームで実行する

手順 ⑪ → ⑬

> 100点×0%＝0点

　ステップ5は解決策を実行するプロセスです。ステップ4でどれだけ良い解決策を選んだとしても、実行できなければそれは机上の空論です。ここで大切なのは、いかにして「実行率」を高めていくかです。

100点×0%＝0点

　ということを頭に置いてください。どんなにすぐれたプランを立てても、正しく実行されなければ、それまでの努力はすべて水の泡です。「机上の空論」とはよく言ったもので、理論上そして計算上は100点満点の計画であっても、いざ実行してみるとまったく実現できず、結局0点の結果に終わってしまうということが起こりえます。
　逆に言えば、60点のプランでも100%実現させることができれば60点の成果を生み出すことができるのです。「計画力」と「実行力」は掛け算の関係にあります。実行率が上がれば上がるほどプラスの効果が増していくという意味において、このステップ5は

極めて重要です。

同じ向きにオールを漕ぐ

　計画の実行率を高めるためには、どのようにすれば良いのでしょうか？　プロジェクトは生き物であり、時と場合によってさまざまに変化するため、「コレをすれば必ず成功する」という絶対の法則はありません。しかし、計画の実行率を高める正攻法と言える原則はあります。それは、**関係する人全員を同じ方向に進ませることで**す。当たり前のことと思われるかもしれませんが、これは実践において最も難しく、また重要なポイントです。また、病院という組織の特殊性が、この「当たり前のこと」を難しくしています。

　病院という組織は、一般の企業に比べて、実に多様な価値観が共存する組織です。医学部で6年間の医学教育を受けた医師、看護大学などで看護の教育を受けた看護師、薬学部で薬学の教育を受けた薬剤師、専門の大学や専門学校などで技能を修得した技師、そして、その多くが入職時には何ら専門技能を持たない事務職員など、さまざまな教育背景を持つ人が共に働いています。最近では一部の業務を外部の企業に委託する病院も増えているので、関わる人の幅はさらに広がっています。

　これは他の組織ではあまり見られないことです。教育的な背景が異なれば持っている価値観が異なるのは当然です。誰が良い、誰が悪いということではなく、それぞれの職種や教育背景によって価値観が大きく異なるという事実を認識し、その前提からスタートすることが大切です。

以下、価値観が異なる集団をひとつの方向に導く手順を紹介します。

手順 11 「プロジェクト・チャーター」を作成する

1つめの手順は「プロジェクト・チャーター」をつくることです。これは、品質管理手法や経営手法のひとつとして知られている「シックス・シグマ」で使用されているツールです。「チャーター」は日本語では「憲章」「趣意書」という意味ですが、簡単に言えば「これから取り組んでいくプロジェクトの概要を文章に落とし込んだもの」ということです（**Fig2-16**）。

プロジェクト・チャーターに記載すべき項目について、順に説明をします。

プロジェクトの必要性（なぜ実行するのか）

文字通り、「なぜこのプロジェクトを実行しなければならないのか？」を記します。患者さんの満足度向上のためなのか、職員の労働環境改善のためなのか、医療の質向上のためなのか、収入増や費用減のためなのか。ここを明確にしないでプロジェクトを始めてしまうと、必ずといっていいほど違う方向に進もうとする人が出てきます。プロジェクトの最初の段階で、「なぜやるのか？」を明確にしておきましょう。

プロジェクトのゴール（何をもって「成功」とするか）

プロジェクトのゴール、すなわち「どういう状態を成功とするか」

Fig2-16　プロジェクト・チャーターの一例

プロジェクトの必要性

看護師の業務が増大しており、疲弊を理由に離職してしまう人も増えている。そこで、看護師の業務について、業務量、手順、役割分担（誰が担当するべきか）などを見直すプロジェクトを実施する

プロジェクトのゴール

- 疲弊を理由に退職する看護師をゼロにする
- 看護師の総残業時間を 30% 削減する
- 職員満足度スコアを 0.3 ポイント改善する

プロジェクトの範囲

範囲内▶採用、業務分掌変更、備品購入
範囲外▶システム改修、施設改修

メンバーと役割

- プロジェクトリーダー
  ○○副看護部長
- メンバー
  ○○師長、○○師長（以上、看護部）
  ○○課長（人事）、○○課長（財務）
  ○○課長（医事課）、○○課長（企画）
- オブザーバー
  ○○院長

スケジュール

3か月間で下記を行う。
7月　業務量調査
8月　改善案の立案と実行
9月　上記プランの評価と見直し

を明記します。これは、できるだけ数値で示すことが重要です。例えば「費用削減」というだけでは、どの程度の削減を目標とするかは、人によって思い描く金額が違うはずです。「現在より5％削減」「今年度より1,000万円削減」と数値で示していれば、全員が同じゴールを共有することができます。

　金額だけでなく、患者満足度や職員満足度、あるいは医療の質に関する問題解決でも同様に、可能な限り数値でゴールを設定します。どうしても数値で設定できない場合も、できるだけ具体的な「状態」を記載します。どのような状態になったら「成功」とみなすのかを明確にしておかなければ、プロジェクトがうまくいったのかどうかを評価することができないからです。

プロジェクトの範囲（変えられることと変えられないこと）

プロジェクトには「変えられること」と「変えられないこと」があります。プロジェクトの可変部分と不変部分を事前に明確にしておくことで、いわゆる「言った・言わない」問題の発生を防ぐことができます。忘れがちではありますが、プロジェクトをスムーズに進めるうえでは非常に重要な項目です。

例えば、看護師の業務効率化のプロジェクトでは、「看護師や看護助手を新たに採用する」という選択肢があるかないかでは、問題解決で検討する範囲は大きく変わります。「電子カルテシステムに手を加えてもよいか」「新しい医療機器を購入してもよいか」といったことについても、あらかじめ決めておかないと、検討のプロセスに無駄が生じます。

もちろん、取りうる選択肢が多いほうがプロジェクトの幅は広がりますが、予算の上限や他部署の同意が必要な案件については、どこかで「取りうる手段」の線引きが必要です。この項目を明示しておかないと、プロジェクトを実行に移した際に「言った・言わない」問題が発生する可能性がとても高くなります。

スケジュール（いつやるか）

「このプロジェクトは5か月で完了することを考えています」「いやいや、それでは長すぎる。3か月以内に終わらせるように」といったやりとりをプロジェクト開始前の段階で済ませ、プロジェクト・チャーターに記載しておきます。

プロジェクト・チャーターを作るのはプロジェクト開始前ですので、日単位の細かいスケジュールは必要ありません。週単位での大まかなスケジュールを作成し、メンバーと共有します。プロジェク

トには、複数の部門の人員が参加することも少なくないでしょう。その場合、事前にプロジェクトのスケジュールを明確にしておくと、人員を提供する部署がスムーズに業務の調整を行うことができます。

　また、重要なプロジェクトだからといって、ダラダラと時間をかけてやって良いわけではありません。時間＝費用ですので、適切な範囲で短く終わらせることが重要です。

メンバーと役割（誰がやるか、誰が責任者か）

　プロジェクト化することが決まった段階でプロジェクトのリーダーを決めます。リーダーはプロジェクトの全体像を把握したうえで、関係しそうな部署からメンバーを選出します。各部署の人選は、プロジェクトリーダーからの指名・依頼のほか、部門長に人選を委ねるという方法もあります。

　リーダーの上に、さらにプロジェクトには直接参加しないオブザーバー的な役割を担う人を置くこともあります。オブザーバーはプロジェクトには直接参加せずに、部門間のコンフリクト（衝突）で困ったときや、予算執行などの経営的判断が必要なときなど、プロジェクトの節目で重要な役割を果たします。院内の各方面に顔の利く人が就くとよいでしょう。

手順 12 ワークプランを作成する

　プロジェクト・チャーターを作ったら、次に「ワークプラン」を作成します。これは、その名（Work Plan）のとおり作業計画のこ

とです。プロジェクト全体のスケジュールを作成し、「いつ、誰が、何をするのか」を一覧できるように"見える化"します。医療におけるクリニカルパスに近いものといえば、イメージがしやすいでしょうか。

　つくり方は簡単です。**縦軸に作業項目**を列記し、**横軸に時間**を取ります。時間の単位はプロジェクトの長さによりますが、日別か週別のどちらかです。一番上の行には、プロジェクトに関連する委員会や、看護師長会議などの開催日がわかるよう、マークをつけておくと便利です（→ 159 ページ「ガントチャート」）。

　よく言われることですが、ワークプランが完成した時点でプロジェクトの 8 割は完了です。あとはワークプランに沿って作業を進めるだけだからです。逆に言えば、ワークプラン作りがプロジェクトの成否を握っているのです。プロジェクトの中で起こりうるありとあらゆることを想定し、作業項目を洗い出しておく必要があります。

　モレなく、ムダのないワークプランを作るためのコツは「逆算」と「想像力」です。

　例えば、患者さんを対象にしたアンケート調査を実施するという作業を考えてみてください。アンケートをするためには質問票が必要となります。質問票を作成するためには、アンケート調査の目的が明らかになっていなければなりません（仮説を立てましょう！）。また、アンケート方式が紙による記入式だとすると、印刷→配布→記入→回収→集計という手順が必要となります。配布は手渡しでしょうか？　設置でしょうか？　記入する際の筆記用具はどこに何本くらい必要でしょうか？　回収するための箱は、どこにいくつ設置すれば良いでしょうか？　箱の在庫はありますか？　箱にカギを

Fig2-17　患者満足度調査のワークプラン(ガントチャート)の例

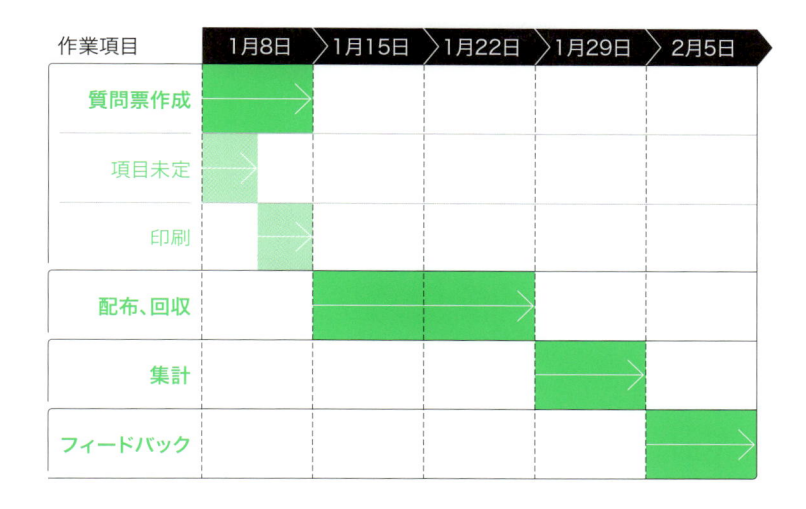

作業項目	1月8日	1月15日	1月22日	1月29日	2月5日
質問票作成	→				
項目未定	→				
印刷					
配布、回収		→	→		
集計				→	
フィードバック					→

かけられるようにしますか？　集計は誰がやりますか？　何日かかりますか？

　……などなど、想像力をフル回転させて、考えられる準備をモレなく洗い出しておくことができれば、プロジェクトは終わったも同然です（**Fig2-17**）。

　「逆算して考える」ときに使えるキーワードは「～するためには」です。上の例で言えば、「アンケートを配るためには」の後に続く言葉を考えることで、「作る」「配る」「書く」「集める」「集計する」という具体的な作業イメージを思いつくことができます。自分がアンケート用紙の束を持って病院のロビーで患者さんにアンケート調査の依頼をしている……そんな風景を想像しながらワークプラン作りを進めると、細かいレベルのさまざまな作業にまで考えを及ばせ

ることができるでしょう。そうすれば、完成度の高いワークプランを作ることができます。

手順 13 計画を実行に移す

　ワークプランができあがってしまえば、あとはその計画に沿って作業を進めるだけですが、その計画をスムーズに進めるうえで、押さえておくべきポイントを3つ紹介しておきます。

ステークホルダー分析

　1つめは、「ステークホルダー分析」と呼ばれている手法です。英語で名前がつくと、なんだかカッコイイ感じがしますが、なんてことはありません。**プロジェクトに関係する人の人間関係を分析することです**。先にも書きましたが、あるプロジェクトによって院内にもたらされる変化は、ある部署にはプラスの効果となりますが、別の部署にとってはマイナスの影響を及ぼす可能性があります。被害を受ける（と思っている）部署の人たちは、プロジェクトチームからの提案に対して必死に抵抗します。それは人間の自己防衛本能として仕方がないことです。

　では、どうすれば良いか。その対策のための第一歩がステークホルダー分析です。プロジェクトに関係しそうな人をすべて洗い出し、プロジェクトに賛成の人・反対の人は誰か？　それぞれの上司が誰で、他の部署の誰とどのような関係性にあるのかをある程度把握しておきます。

　「ほう・れん・そう」という言葉があります。新入職員にとって

は「報告と連絡と相談を怠らないように」という意味に過ぎませんが、本書を手に取っているようなリーダーの皆さんには、一段も二段も上をいく「ほう・れん・そう」が求められます。例えば、「報告をする順番に注意を払う」ということも、リーダーには求められるのです。

　私自身の経験ですが、ある意思決定について、直接関与している現場のスタッフに報告した後でその人の上司に報告をしようと考えていたところ、そのスタッフが一足先に上司に報告をしてしまいました。私がその上司に報告をしに行ったときには、「どうしてもっと早く言ってくれないのか」と叱られてしまったのです。

　この上司の性格を考えれば、確かに先に話を通しておくべきだったと反省した一件です。反対に、現場のスタッフのほうに先に伝えるべき場合もありますし、両方同時に伝えることがベストなときもあります。プロジェクトを遂行するうえでは、同じ内容のことであっても、誰にどのタイミングで伝えるかで、その意味合いが大きく違ってきます。考えるだけでも面倒なことですが、ゴールは計画を成功させることですので、そのための手間を惜しんではいけません。

定例会議

　計画を実行に移すうえでの2つめのポイントは、「定例会議のセッティング」です。医師をはじめ、医療者の皆さんは早朝から深夜まで、本当に多忙な日々を過ごしています。そのため、特に医師の参加しているプロジェクトは、全員が集まれる会議をセッティングするだけで一苦労です。

　そこで、プロジェクトの最初の打ち合わせの際に、プロジェクトの定例会議を設定してしまうことを推奨します。さらに欲を言えば、

定例会議は診療開始前の朝の時間帯にセットするのがベストです。なぜならば、夕方以降にセットしてしまうと、医療現場では「手術が延びた」「外来が延びた」「急患が入った」などのさまざまな理由で、参加できなくなる人が続出するからです。その点、朝イチであれば、手術や外来が延びることもありませんし、急患が入ったとしても、その時間帯にシフトに入っている医師が対応するので問題ないはずです。

とはいえ、時間外の勤務をお願いすることになるわけですから、抵抗を示す人もいると思います。そのときは、

- **期間限定であること**
- **とても重要なプロジェクトであること**
- **「あなたがいないと困る」こと**

などを伝えて、参加を呼びかけるようにしてください。定例会議の頻度はプロジェクトの長さにもよりますが、数か月のプロジェクトであれば、毎週もしくは隔週での開催がひとつの目安です。

リーダーが会議に出席する

3つめのポイントは、プロジェクトリーダーであるあなた自身ができるだけ多くの会議に出席することです。多くの病院では、職種別、部門別の会議体や、さまざまな委員会が頻繁に開催されていることと思います。その中からプロジェクトのテーマに接点があるような会議をピックアップし、プロジェクトの進捗を報告したり、それに対する意見をもらったり、密なコミュニケーションを取ることを心がけましょう。

人は、自分の知らないところで勝手に物事を進められることに対して、その内容のいかんにかかわらず否定的な反応を示す傾向があります。決定事項の良し悪しは問題ではありません。意思決定に自分が関わっていたかどうかが問題なのです。

　したがって、意志決定のずっと前の段階から情報を提供し、意見を集めることで、あたかも自分自身が意思決定に関与したような気持ちを持ってもらうことが大切です。院内の会議の有効活用が、プロジェクト成功のカギを握ります。

STEP 6
結果を評価し、仕組み化する

手順 14 → 15

問題解決のプロセスは円を描く

　問題解決のプロセスを図示するとすれば、それは直線ではなく、グルグルと円を描く、サイクル状の図となります。つまり、問題を定義し、現状を把握し、分析を加え、解決策を実行した後は必ず、その結果をきちんと評価し、必要があれば再びステップ1に立ち戻って問題定義から再度やり直すというサイクルです（**Fig2-18**）。

　ステップ6では、これまでの5つのステップを通じて出た結果を、どのように評価するのか、また、プロジェクトで得られた成果を、どのように日常業務の中に落としこんでいくのかについて説明します。

手順 14 結果を評価する

　まず、これまでの5つのステップを通じて得た結果・成果を評価します。評価には基準となる尺度が必要です。ここで基準となるのが、ステップ5で作成したプロジェクト・チャーターに記載した「プロジェクトのゴール」です。そこで定めたゴールに到達した

Fig2-18　問題解決のプロセスは円を描く

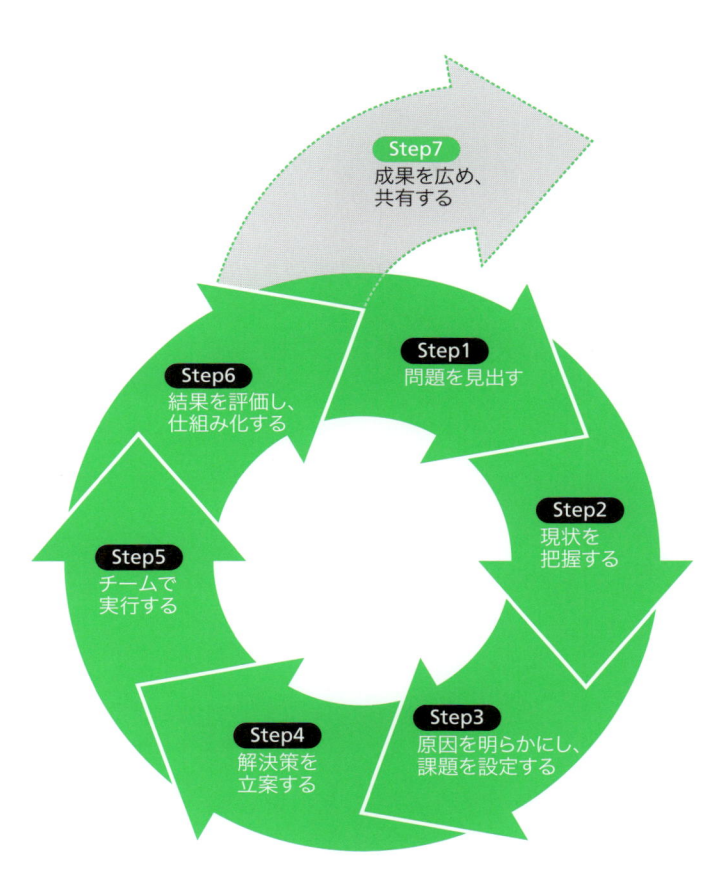

- Step1　問題を見出す
- Step2　現状を把握する
- Step3　原因を明らかにし、課題を設定する
- Step4　解決策を立案する
- Step5　チームで実行する
- Step6　結果を評価し、仕組み化する
- Step7　成果を広め、共有する

第2章　問題解決の7ステップ

かどうかが、最も合理的な評価基準となります。

　プロジェクト・チャーターで定められたゴールとは、具体的にはステップ1で定義した問題の解決を示します。例えば「看護師の離職率が増えている」ことが問題だったのであれば、看護師の離職率を低下させることがゴールであり、評価基準です。一方、「看護師の超過勤務時間が増えている」ことが問題だったのであれば、超過勤務時間が減っているかどうかが評価基準となるでしょう。

　ただ、こうした問題が解決したかどうかがはっきりするには時間がかかります。上記の例で言えば、看護師の離職数は現実的には1年に1回しか測定できません。そこで、短期間で結果を判断できるような中間指標を設定し、評価するという方法がしばしば取られます。つまり、**最終的な指標に連動して変化するであろう指標を中間指標として設定し、評価するのです**。

　例えば、「同じ年に実施された職員満足度調査の結果がその年の看護師の離職数と相関関係がある」ということがわかれば、職員満足度調査の結果を中間指標として使うことができるでしょう。これによって、あまり期間を開けすぎずに定期的な評価を行うことができます。

　また、評価において重要なことは、解決策を実行する「前の状態」を測定しておくことです。結果を評価するためには、可能な限り同じ方法で測定した「介入前の状態」が把握されている必要があります。通常、ステップ2で集めたデータがそのまま「介入前データ」として使えることも多いのですが、そのようなデータが存在しないケースもあります。本格的なプロジェクトとして介入を始める前に、評価指標の「介入前のデータ」を必ず取っておくことが必要です。

　プロジェクトは成功することもあれば、残念ながら失敗に終わる

こともあります。成功したプロジェクトは、プロジェクトチームが解散したあとでも同じ結果を出し続けることができるように次の手順⓯で「仕組み化」します。

　一方、プロジェクトとして一段落ついたものの、思うような成果が出ていない場合は、これまでの工程をさかのぼり、どの部分で当初の見立てと違っていたのか、それは修正可能なのか、修正可能であるなら、どのように対処すれば良いのかということを検討します。

　この場合、これまでの手順の中で作成してきたロジックツリーが役立ちます。因数分解した各要素をもう一度見直し、何か足りない要素があったのではないか？　どこかで仮説が間違っていたのではないか？　データ分析が間違っていたのではないか？　などをひとつひとつ検証し、誤った結果を導き出してしまったポイントを探し出します。

　そこからまた新たな仮説を立て、それを検証し、新たな課題や解決策を導き出すのです。問題解決において、期待どおりの結果が出ないことは恥ずかしいことでも何でもありません。それよりも何が、どこで間違っていたのかを突き止め、考えなおして再チャレンジできる手順を踏んでいるかどうかが重要なのです。

　これまでに紹介してきた論理的な問題解決の手順を踏めれば、どこでボタンを掛け違えてしまったのかを確認することができます。

手順 ⓯ 仕組み化する

　手順⓫（→ 108 ページ）で紹介した「シックス・シグマ」の用語のひとつに"DMAIC"という略語があります。これは、問題解決の進め方を 5 つのステップに分けて、順に並べた Define（定義）、Measure（測定）、Analysis（分析）、Improve（改善）、Control（管理）の頭文字を合わせた造語で、「ドメイク」や「ディーメイク」と読みます。本書の構成である 7 つのステップは、この DMAIC が基礎になっていて、最後の Control（管理）のフェーズが、この「仕組み化」に相当します。

　冒頭のピットフォールでも紹介しましたが、プロジェクト期間中はうまくいっていたのに、プロジェクトチームが解散になった後、徐々に元の状態に戻ってしまった……という話をよく耳にします。製造業にたとえるならば、「研究室での試作品はできたものの量産体制に乗らなかった」といったところでしょうか。

　実は、このような現象は、プロジェクトリーダーなどの、ある特定の個人に依存しすぎる場合などに発生する傾向にあります。その人が抜けてしまったら残った人では何もできない、という状態です。個人の力量に依存する業務は、継続性や安定性の観点からも、決して良いものとは言えません。特に医療の世界では、**誰がやっても同じ結果が出る**ようにしなければなりません。

　そこで、プロジェクトで生み出された方法論やツールを文書として残し、その内容に沿った教育を提供するなど、院内の公式な「仕組み」として落し込みます。これまでプロジェクトチームで行ってきたことを、既存の部署の通常業務として吸収してもらうわけです。

まず、プロジェクトを通じて変更したことについては、すべて詳細に文書化します。関連するマニュアル類も更新が必要でしょう。キーワードは「誰が、いつまでに、何をするか」を明確に文書化することです。

　例えば「看護師の離職を防止するためには、看護師長のマネジメント教育がカギ」という結果が出たのであれば、マネジメント教育のプログラムは誰が決め、講師は誰が担当するのか、といったノウハウをすべて文書として残すことで、誰が担当しても、同じレベルで継続して実行できるようになります。

　ある病棟のプロジェクトで、「転倒・転落防止のためには、入院時のアセスメントと、アセスメントスコアごとの対策実施が重要」という結果が出たならば、入院時に全患者に対してアセスメントを実施する「仕組み」、ある一定のスコアを上回った患者さんに対して対策を実施するための「仕組み」などを構築してはじめてステップ6が完了となります。

STEP 7
成果を広め、共有する

手順 ⑯ → ⑰

> **全国で共有されても、
> 院内で共有されない不思議**

　無事に問題が解決され、通常業務の流れに乗せることもできたので、これにて一件落着……ではありません。一連の問題解決プロセスを通じて獲得した知識や経験を、他の病棟、部署、あるいは他の病院にも広めるべきです。

　私が企業経営の世界から病院経営の世界に移ってきて驚いたことはいくつもありますが、その中のひとつが、病棟ごとに異なるやり方をしている業務がいくつもあるということです。病棟という小さなユニットが、あたかもひとつの企業のように、それぞれ独自の進化を遂げています。例えば、毎日行っているスタッフ間の申し送りひとつ取っても、担当者同士の申し送りに留めている病棟もあれば、担当ではない患者さんの情報まで全員で共有している病棟もあります。それぞれの方法が合理的な理由があってのことであれば良いのですが、どうもそういうことではなく、伝統と病棟師長の価値観によって決まっていることが多いようです。

　どの業務においても、科学的にあるいは論理的に正しい方法というものが存在するはずであり、企業経営では、それを「ベストプラクティス」と呼びます。病棟ごとに（合理的な理由もなく）業務の

やり方が異なっているとするならば、それは、院内のベストプラクティスが共有されていないことを意味しています。

その一方で、医療関係者が集まる学会等においては、全国の病院職員がそれぞれの勤める病院で実践した問題解決の事例を、プレゼンテーションやポスター展示のかたちで、細部にわたり惜しみなく公開しています。見ず知らずの他の病院の人にはベストプラクティスを教えてあげるのに、院内では変な遠慮もあってか、お互いを尊重しているからなのか、ひとつの病棟で行われた工夫や問題解決が、公式なルートを通って他の病棟や部門に伝達されることはあまりないようです。これは大変もったいないことです。

ここでは２つの手順で、プロジェクトの成果を共有します。

手順16　プロジェクトの成果を共有する

うまくいったプロジェクトについては成功の秘訣を、うまくいかなかったプロジェクトについては失敗の理由を共有することで、同じ問題を解決しようと後に続く人の労力が、大幅に軽減されることになります。

この「知識と経験の共有」については、知識そのものをビジネスにしているコンサルティング会社での事例が役に立ちます。多くのコンサルティング会社では、各コンサルタント（チーム）の経験を世界中で共有するデータベースを構築しています。ひとつのプロジェクトが完了するたびに、所定の書式に沿って「サマリー（要約資料）」を作成します。クライアントの名称は守秘義務のため伏せなければなりませんが、どの業界（例：自動車業界）の、どのよう

な企業（例：部品メーカー）の、どんなテーマ（例：営業戦略の立案）のプロジェクトだったのか、そして、どのような分析を行い、最終的にどのような提言をしたのかについて、スライド数枚にまとめます。そして、それを全世界のコンサルタントが閲覧できるデータベースに保存します。

　新しいプロジェクトを担当することになったコンサルタントが最初に行うことは、このデータベースにアクセスし、自分が担当することになったプロジェクトに類似したケースが過去になかったかどうかを検索することです。そして、業界、テーマなどで対象となるプロジェクトを絞り込み、必要があれば、そのプロジェクトを担当したコンサルタントに連絡を取り、更に詳しい内容を直接教えてもらうことができます。

　このような仕組みがなければ、すべてのコンサルタントが、ゼロからリサーチをしなければならないことになります。それは、あまりにも非効率的です。

　同じような仕組みは、病院内でも十分転用可能です。「申し送りの効率化」「転倒・転落予防策」「ナースコールを減らす方法」「インシデントレポートの書き方」など、どこの病棟でも起こりうるテーマについて、それぞれの知恵と努力を共有しておけば、問題解決をどんどん効率化することができるでしょう。

　このような仕組みを具体的に進めるうえでは、次の3つの準備が必要です。

①サマリーのテンプレート化（標準化）

　問題解決プロジェクトが終わった後に記載すべきサマリーの項目を決めてしまいます。原則として、ステップ5で作成したプロジェ

クト・チャーターの各項目は必須です。それ以外にどのような項目が必要になるかは、組織によっても異なるため、実際に使いながら変えていくと良いでしょう。

②インデックスの設定

　過去のプロジェクトを検索しやすくするために、部門や病棟といった単位でインデックスを作成しておきましょう。どのような情報システムを構築するかによってどういった項目でインデックスを作るかは異なりますが、一般的には下記のようなインデックスが考えられます。

・**部門**：診療科、看護、薬剤、臨床検査、放射線、事務、など
・**病棟**：○○病棟、△△病棟、□□病棟、など
・**職種**：医師、看護師、薬剤師、臨床検査技師、放射線技師、など
・**テーマ**：医療の質向上、患者満足度向上、職員満足度向上、
　　　　　　業務効率化、など
・**参加者**：Aさん、Bさん、Cさん、など
・**年**：2013年、2012年、2011年……

　このようにいくつかのインデックスを作成しておけば、いま自分が抱えている問題点に合致した過去のプロジェクトを簡単に探すことができます。例えば、「患者満足度向上」＋「看護師」で過去のプロジェクトを検索する、といった使い方ができます。

③情報システム

　作成したサマリーを保存しておく情報システムが構築されている

必要があります。ファイルサーバーでも、イントラネットでもいいでしょう。グループウェアなどを使っているのであれば、その機能を活用すると良いかもしれません。検索機能が充実していて、全文検索をかけられるようであれば、②のインデックスは不要と考えることも可能です。

手順 ❿ 成功事例を他の部門、他の病棟などに横展開する

「横展開」とは、一部の部門や病棟で成功した取り組みを他の部門や病棟などにも広めていくことです。横展開には、「プッシュ（押す）型」と「プル（引く）型」の2種類があります。

「プッシュ型」とは、例えば、ある病棟で成功した事例をすべての病棟で導入するというように、トップダウン的に導入を推進する方法です。一方の「プル型」とは、「いま、こういうテーマで問題解決に取り組んでいるのですが、どなたか良い解決方法を知りませんか？」と広く募集をかける方法です。過去に同じテーマや、似たようなテーマに取り組んだことのある部署からの成功事例が、別の部署に紹介され、適用されます。

このような横展開を活発にするためにも、手順⓰でご紹介したような、事例共有データベースの構築が必要だと考えられるのです。

第 **3** 章

問題解決のための
ツール

第3章では、問題解決の7ステップの中で活用されるツールの使い方について解説します。これらのツールを活用することで、効率的な問題解決を行えるようになります。

7ステップとよく活用されるツール

　Fig3-1 に 7 ステップの中でよく活用されるツールをまとめます。MECE（ミッシー）やロジックツリーは、問題解決のステップ 1 ～ 4 にわたって活用できる、重要なツールです。

Fig3-1　7ステップとよく活用されるツール

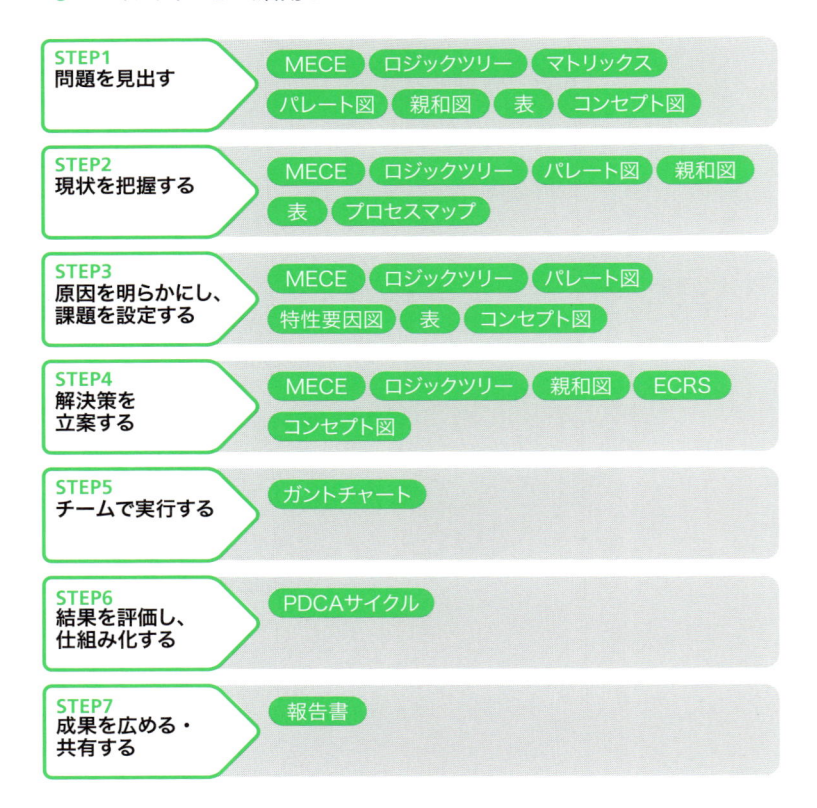

STEP1 問題を見出す	MECE、ロジックツリー、マトリックス、パレート図、親和図、表、コンセプト図
STEP2 現状を把握する	MECE、ロジックツリー、パレート図、親和図、表、プロセスマップ
STEP3 原因を明らかにし、課題を設定する	MECE、ロジックツリー、パレート図、特性要因図、表、コンセプト図
STEP4 解決策を立案する	MECE、ロジックツリー、親和図、ECRS、コンセプト図
STEP5 チームで実行する	ガントチャート
STEP6 結果を評価し、仕組み化する	PDCAサイクル
STEP7 成果を広める・共有する	報告書

ツール1 MECE（ミッシー）

MECEとは？

MECE（ミッシー）とは、"Mutually Exclusive and Collectively Exhaustive"の頭文字をとったものです。その意味は「相互に重複することなく（Mutually Exclusive）、全体が網羅されている（Collectively Exhaustive）」状態のことです。調査や分析を行う際に、重要な事実を見落としていては事実を正確に認識できなくなったり（→ステップ2）、誤った分析をしてしまったり（→ステップ3）することにつながります。また、重複があると、作業が非効率になってしまいます。

「モレなく、ダブリがない状態」を「MECEである」と言い、「モレなし、ダブリあり」「モレあり、ダブリなし」「モレあり、ダブリあり」といった状態は「MECEではない」と言います（**Fig3-2**）。

MECEの活用

ステップ2では、問題の現状を把握するため、問題を構成する要素を明らかにする必要があります。とりこぼしなく、効率的に重要な問題を同定するためにはMECEを使って問題の構成要素を整理します。

Fig3-2　MECEである場合とない場合

モレなし、ダブりなし（MECEである）

性別を「男」「女」に分類すると、モレもなく、ダブりもありません。

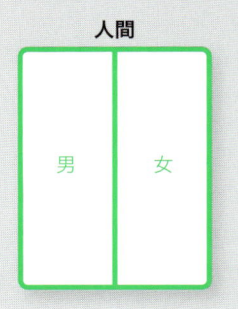

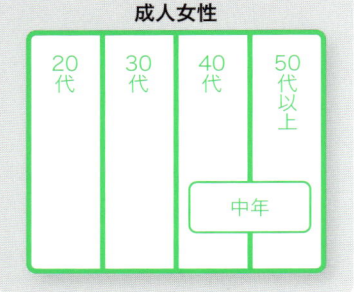

人間
- 男
- 女

モレなし、ダブりあり（MECEではない）

成人女性を「20代」「30代」「40代」「50代以上」「中年」と分類した場合には、中年と重複する年代がありますので、モレはありませんが、ダブりが発生しています。

成人女性
- 20代
- 30代
- 40代
- 50代以上
- 中年

モレあり、ダブりなし（MECEではない）

病院の看護職員を「正規看護職員」と「非正規看護職員」に分類した場合、ダブりはありません。しかし、派遣会社から看護職員が派遣されている場合、そのモレが発生します。

- 正規看護職員
- 非正規看護職員
- 派遣看護師

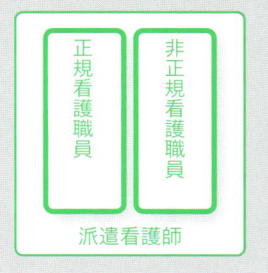

モレあり、ダブりあり（MECEではない）

看護職員を「外科系病棟看護師」と「内科系看護職員」に分類した場合、外来で働く看護師はモレ、外科内科の混合病棟で働く看護師にはダブりが発生します。

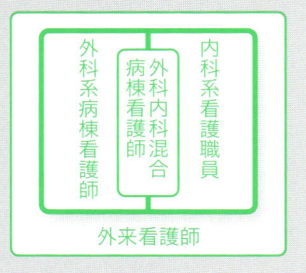

- 外科系病棟看護師
- 外科内科混合病棟看護師
- 内科系看護職員
- 外来看護師

例えば、「職員満足度が低い」問題を「動機づけ要因（「仕事そのものの達成感」「肯定的な評価」のようにモチベーションをあげ、満足を強める因子）」と「衛生要因（「福利厚生」や「労働条件」等のように不足すると不満足を強める因子）」の枠組みで分類し、どのような要素で構成されているのかを把握することで、どの要素に重点的にアプローチするのかを検討することができます。

MECEを活用するうえでカギとなるのは、要素に分類するときの切り口です。切り口が曖昧な場合、要素があげられなくなってしまいます。そこで、どのような枠組みを切り口として分類していけばよいのかを決めてから、要素をあげるようにします。

例えば、「要請があっても救急患者を受け入れられないことがある」という問題について、SWOT分析（Sは「強み（Strength）」、Wは「弱み（Weakness）」、Oは「機会（Opportunity）」、Tは「脅威（Threat）」）の枠組みを用いることで、現在の「救急患者の受け入れ状況」をモレなく、ダブリなく、把握することができます（**Fig3-3**）。

具体的には、内部環境（自病院の分析）の状況を「強み（Strength）」（例：24時間救急受け入れ体制を敷いている）と「弱み（Weakness）」（例：特殊疾病に対応できない）、外部環境（自病院を取り巻く環境）を「機会（Opportunity）」（例：救急車の搬送患者が増加している）と「脅威（Threat）」（例：近隣の病院が救急に力を入れはじめている）に分類し、状況を整理します。

ステップ3の要因分析では、要因をすべて網羅するためにMECEを活用します。肝心な要因がモレている場合には、その対策が立てられず、解決につなげることができません。そこで、要因のとりこぼしがないように、洗い出しをします。例えば、「欠勤率

Fig3-3　SWOTのフレームワーク

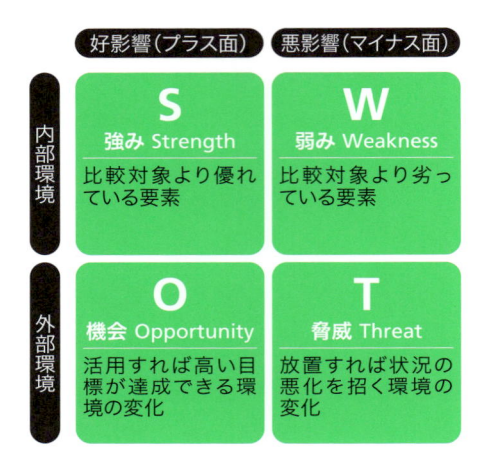

	好影響（プラス面）	悪影響（マイナス面）
内部環境	**S** 強み Strength 比較対象より優れている要素	**W** 弱み Weakness 比較対象より劣っている要素
外部環境	**O** 機会 Opportunity 活用すれば高い目標が達成できる環境の変化	**T** 脅威 Threat 放置すれば状況の悪化を招く環境の変化

が高い」という問題に対しては、「個人要因」と「職場要因」の切り口で分類し、要因をあげていくことができます。

　ステップ4の解決立案では、解決につながる方策を見落とすことなく、また同じ方策の繰り返しによる非効率を招かないように、MECEを使ってモレとダブリを確認します。解決策にモレがあれば、解決にたどりつくことはできません。また、一度で解決できるにもかかわらず、似たような解決策を何度も試みるのは時間のムダです。MECEの視点を持って解決策を立案することで、このような事柄を防止することができます。例えば、「年次有給休暇の取得促進」に対する対策については、有給休暇の取得率が低い要因をカテゴリ化すると、そのカテゴリを切り口にして対策をあげていくことができます。

MECEを活用するコツ

①モレないように注意する

　重要なものがモレてしまった場合、解決に至らなくなってしまいます。そこで、モレをなくすために、まず、要素や要因をあげられるだけあげてみるのがコツです。その後に、重複するものを捨てる作業をすれば、ダブリはなくせます。

②対象範囲を決める

　MECEで捉えようとしている事柄の対象範囲が曖昧な場合、関係のないものまであがってきてしまいます。そこで、病院の全職員を対象にするのか、看護職員全員を対象にするのか等、対象とする基準を明確にする必要があります。

③枠組みとそのレベルを決める

　MECEによって分解する枠組みとそのカテゴリが整理されていないと、さまざまな切り口が混在し、分類ができなくなってしまいます。例えば、看護職員を分類する場合、教育的背景、経験年数等、さまざまな枠組みがあります。また、各枠組みもさまざまなレベルで分類できます。こうした枠組みやレベルが混在してしまうと、例えば「大卒、短大卒、臨床経験3年、臨床経験10年」というように、MECEが成り立たなくなってしまいます。このため、枠組みとそのレベルをあらかじめ決めておくようにします。

ツール2 ロジックツリー

ロジックツリーとは

　ロジックツリーは「ロジック」の論理、「ツリー」の樹を組み合わせたものです。上位階層から下位階層への論理展開を樹形図によって構造的に表します。ロジックツリーは全体の要素分解、原因追及、解決策の検討といった場面で活用できます。

ロジックツリーを活用する

　第2章のステップ1では、問題がどこにあるのかを絞り込むためにロジックツリーを活用しました。
　例えば、「夜勤回数が多すぎる」というクレームが中堅看護師からあったとします。このクレームから本質的な問題を同定していくためには、夜勤回数が多すぎることで「何が問題になるのか」を考えなくてはなりません。そこで、夜勤回数が多いことで引き起こされる影響について、ロジックツリーにより分解します（**Fig3-4**）。
　ステップ2では、問題の実態がどのような要素で構成されているのかを把握するためにロジックツリーを用いました。例えば、「転倒・転落が多く発生している」ことの実態について「どのような背景で」「どのような場面で」「どのような状況で」といった視点で整

Fig3-4 ロジックツリーを使って事象から問題を探る

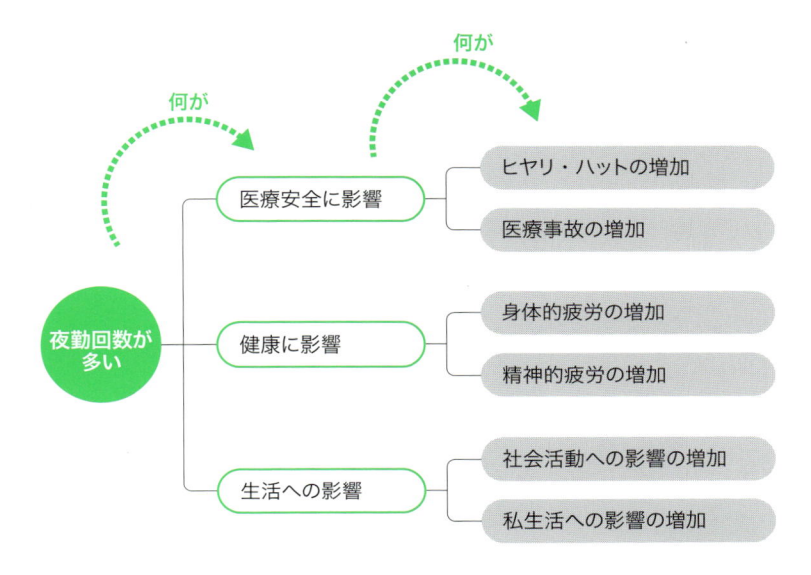

```
                    何が
          何が       ↓
            ↓     ┌─ 医療安全に影響 ─┬─ ヒヤリ・ハットの増加
            │     │                └─ 医療事故の増加
  夜勤回数が ─┼─ 健康に影響 ─┬─ 身体的疲労の増加
     多い    │             └─ 精神的疲労の増加
            └─ 生活への影響 ─┬─ 社会活動への影響の増加
                           └─ 私生活への影響の増加
```

理し、把握します（**Fig3-5**）。

　ステップ3では問題が「なぜ、起きているのか？」について、「なぜ？」「なぜ？」という問いかけを3〜5回繰り返し、根本原因を探します。

　例えば、「なぜ、病床閉鎖に追い込まれたか？」の問いに対して「その病床運営に必要な看護師定員を満たすことができなかったから」という要因をあげます。次に、「なぜ、看護師の定員を満たすことができなかったのか」と問いかけ、「看護師が一気に辞めてしまったから」とその質問に対する要因をあげます。さらに「なぜ、看護師が一気に辞めてしまったのか」と掘り下げて問い、「競合病院に看護師が引き抜かれてしまったから」と要因を引き出します（**Fig3-6**）。

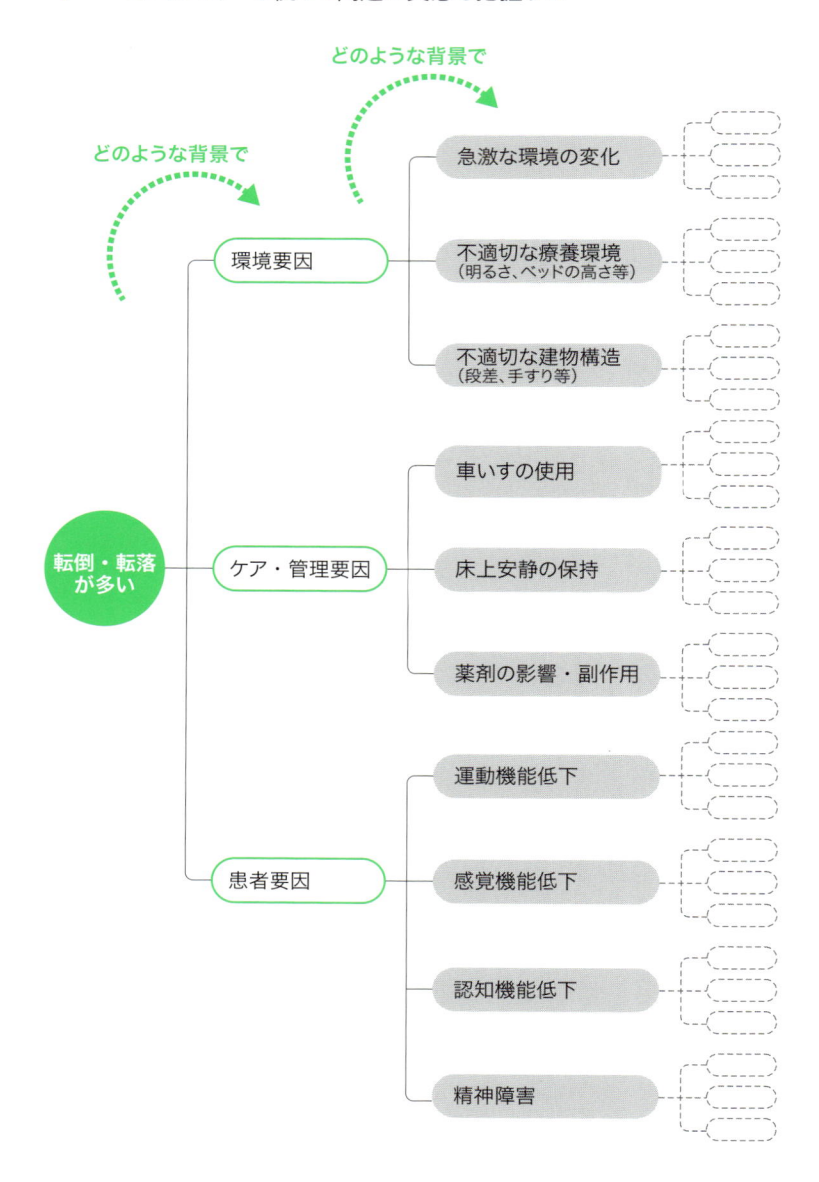

Fig3-5　ロジックツリーを使って問題の実態を把握する

どのような背景で

どのような背景で

- 転倒・転落が多い
  - 環境要因
    - 急激な環境の変化
    - 不適切な療養環境（明るさ、ベッドの高さ等）
    - 不適切な建物構造（段差、手すり等）
  - ケア・管理要因
    - 車いすの使用
    - 床上安静の保持
    - 薬剤の影響・副作用
  - 患者要因
    - 運動機能低下
    - 感覚機能低下
    - 認知機能低下
    - 精神障害

Fig3-6　ロジックツリーを使って要因を分析する

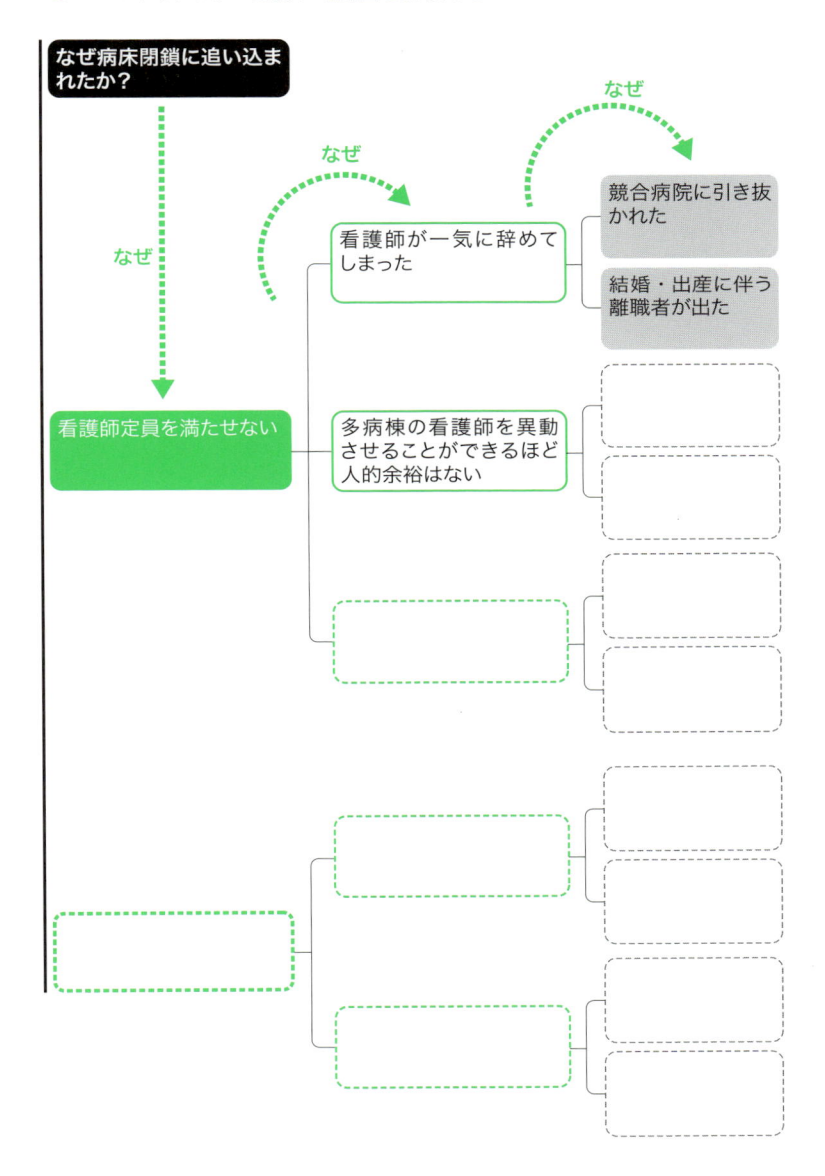

```
なぜ病床閉鎖に追い込まれたか？
│
│ なぜ
▼
看護師定員を満たせない
    ├── 看護師が一気に辞めてしまった   ← なぜ
    │       ├── 競合病院に引き抜かれた   ← なぜ
    │       └── 結婚・出産に伴う離職者が出た
    │
    ├── 多病棟の看護師を異動させることができるほど人的余裕はない
    │       ├── [　　]
    │       └── [　　]
    │
    └── [　　]
            ├── [　　]
            └── [　　]

[　　]
    ├── [　　]
    │       ├── [　　]
    │       └── [　　]
    └── [　　]
            ├── [　　]
            └── [　　]
```

第3章　問題解決のためのツール

同じ階層の「枝」には、同じレベル（抽象度や具体度）の要因を抽出するようにします。これによって、同じレベルで要因の重要性を比較することができます。

　ステップ4でロジックツリーを活用する場合は、「どのように？」と質問を投げかけることで、解決策を抽出してきます。例えば、ステップ3で堀り下げられた「競合病院に看護師を引き抜かれてしまった」という要因の解決策に焦点をあて、具体的に実行に移すことができるレベルまで掘り下げます（**Fig3-7**）。

ロジックツリーを使うコツ

①階層構造は上から下へ

　全体を俯瞰して本質を捉えることができるように、ロジックツリーの階層は上位概念から下位概念に到達するように設定していきます。「森から木を見る視点」で階層を分けます。いきなり下位概念の「木」から階層をスタートしてしまうと、全体像が見えなくなってしまいます。

　例えば、入院患者の満足度を把握する場合、患者からスタートすれば、「外科系患者」と「内科系患者」に分類し、次にそれぞれについて診療科ごとに患者を分類していくことができます。しかし、「心筋梗塞の患者」からいきなり始めてしまうと、次の切り分けが難しくなり、モレも多くなってしまいます。

　また同じレベルの階層では、同じ分類基準で抽出するようにします。「内科系患者」「外科系患者」の階層に「心筋梗塞の患者」が紛れ込んでいると、心筋梗塞に対して、内科的治療を行う患者は内科

Fig3-7　ロジックツリーによる解決策の立案

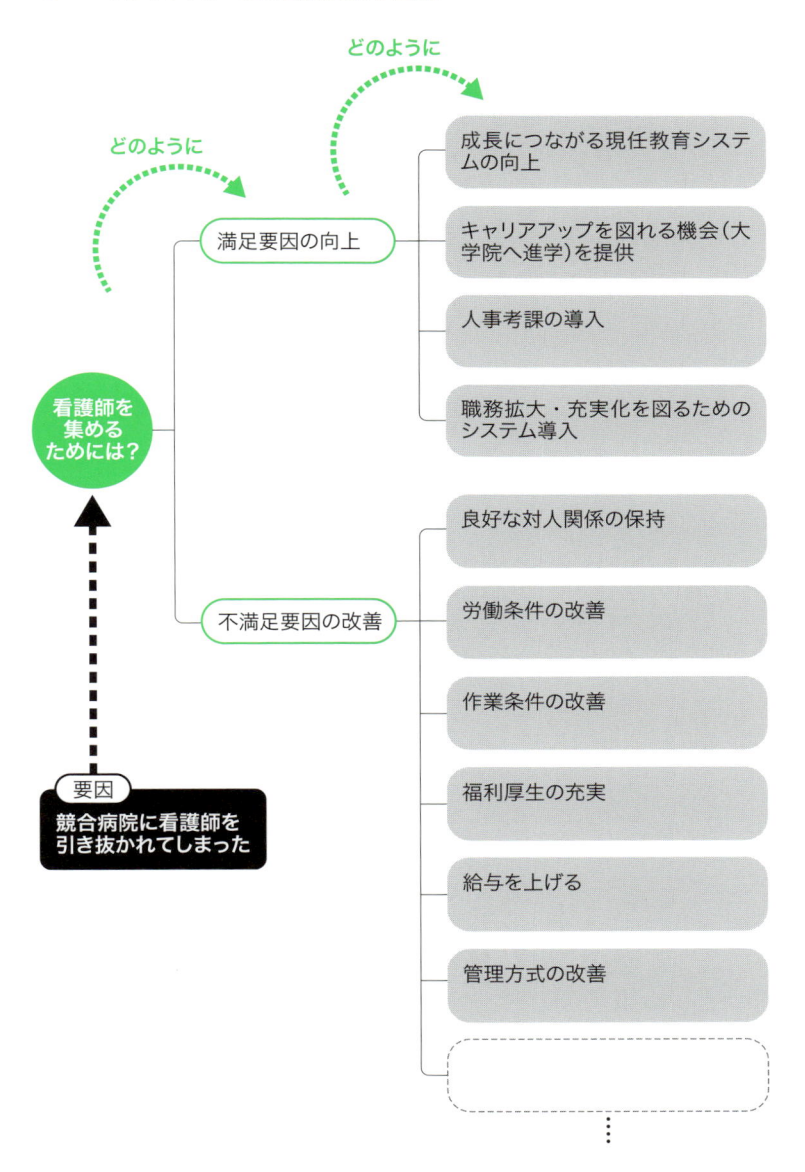

どのように

どのように

看護師を集めるためには？

満足要因の向上
- 成長につながる現任教育システムの向上
- キャリアアップを図れる機会（大学院へ進学）を提供
- 人事考課の導入
- 職務拡大・充実化を図るためのシステム導入

不満足要因の改善
- 良好な対人関係の保持
- 労働条件の改善
- 作業条件の改善
- 福利厚生の充実
- 給与を上げる
- 管理方式の改善
- ……

要因
競合病院に看護師を引き抜かれてしまった

第3章　問題解決のためのツール

系患者となり、また、外科的治療を行う患者は外科系患者となり、ダブリが発生しています。分ける切り口を決めたら、その基準で分類するようにしましょう。

②分岐を増やしすぎない

　ロジックツリーを活用する場合、階層の分岐は3つから5つくらいにするとよいでしょう。何重にも分解してしまうと、内容が複雑になり把握しにくくなります。また、モレやダブリを確認する作業も大変になります。

③MECEを意識する

　ロジックツリーはMECEを実行するためのツールです。思いつきでただ要素をあげるのではなく、MECEの視点で同じ階層の要素を同じレベルで「モレなく」「ダブリなく」抽出するようにします。

▼ロジックツリーを使いこなす！

　ロジックツリーの基本は、大きなモノを小さく分解していくことです。最上位の階層をスタートラインにして、下位の階層へと小さく分解していきます。一方、ロジックツリーを使いこなせるようになれば、同じ階層の要素を追加したり、小さな要素から大きな要素を導き出したりできます。

　例えば、スタッフから「給料が低いことがスタッフの満足度を下げている」という情報が入ったとします。このとき「じゃあ給料を上げればいいのかな」と考えるのではなく、「スタッフの満足度を下げる要因には、"給料の低さ"以外にどんな要素があるのか？」と考えます。これはロジックツリーで言えば、同じ階層の要素を追加していく考え方です。

　頭の中にロジックツリーを描くことができれば、同じレベルに該当するものは何か？　上のレベルにくるものは何か？と物事を階層構造で捉えることができるようになります。これにより、どんな問題に対しても論理的に考えることができるようになるのです。臨床はもちろん、日常生活においてもツリー構造で考えるクセをつけておきましょう。

ツール 3　マトリックス

　ひとつのテーマについて、対になる要素を縦軸と横軸に設定し2×2や3×3といったマス目に分類する分析手法です。66ページで取り上げた「重要度・緊急度マトリックス」が代表的な例ですが、他にも、さまざまな使い方ができます。一例として、看護業務をマトリックスで分類してみましょう。縦軸に「回数」を取り、横軸に「所要時間」を取ります（**Fig3-8**）。

　1日に多数発生する業務（例：採血、与薬、記録、食事介助）は上に位置し、あまり発生しない業務（急変対応、クレーム対応）は下に位置します。また、1回の所要時間が短い業務は左に位置し、長い時間を取られてしまう業務は右にきます。

　右上に位置する業務ほど、1日あたりの頻度も高く、行為あたりの所要時間も長い業務ということになります。もしも「業務効率を上げる」という問題解決を行うのであれば、右上の項目を効率化することが、よりインパクトが大きいことがわかります。この場合は、食事介助や急変対応よりも、記録業務をいかに効率化するかに問題解決のカギがあることがわかります。

Fig3-8　看護業務をマトリックスで分析する

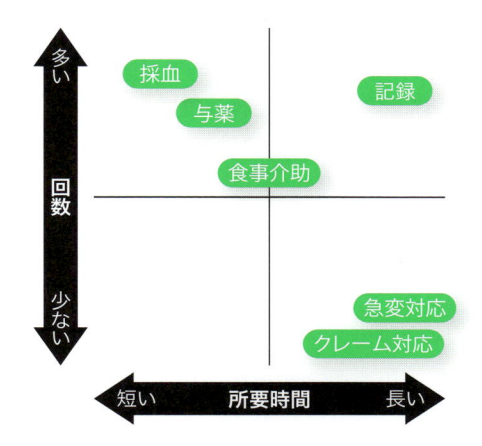

ツール4 パレート図

　パレート図は、複数の項目の中から重要な項目は何かを見つけるために用います。パレート図は棒グラフと折れ線グラフを組み合わせた複合グラフによって表されます。棒グラフは、項目の度数を大きい順に左から並べます。折れ線グラフは各項目を左から順に足していったときの全体に占める比（累積比率）で示します。

　パレート図は、ステップ1で複数ある問題のうち、重要な問題を同定するために活用することができます。例えば、発生しているインシデントの中でどんな種類のインシデントが最も多いのかを把握することにより、優先的に解決することが必要な問題を抽出することができます（**Fig3-9**）。

　ステップ2では、問題の現状を把握するためにパレート図を活用できます。例えば、「薬剤エラーの発生件数が多い」という問題に対して、薬剤エラーの発生時間帯の範囲をいくつかの区間に分割し、各区間の薬剤エラーの発生件数を集計した表（度数分布表）を作成します。これにより、どの時間帯に最も薬剤エラーが発生しているのかといった実態を把握することができます（**Fig3-10**）。

　ステップ3の要因分析では、どの要因が最も影響を与えているのかを知るために活用できます。例えば、薬剤エラーの要因を種々のカテゴリでまとめ、パレート図に示すことで、どの要因に対する解決策を優先的に立案し、実行していくかを検討することができます（**Fig3-11**）。

Fig3-9　パレート図の作成手順

❶ パレート図として作成したい項目のデータを集める
❷ 項目を件数の多い順に並びかえる
❸ 各項目の累積件数、合計件数を算出する
❹ 累積件数を合計件数で除し、100を乗じることで累積割合を算出する
❺ 件数を棒グラフ、累積割合を折れ線グラフにした複合グラフを作成する

[度数分布表]

項目	件数	累積件数	累積割合
与薬（内服・外用）	40	40	38.5
与薬（注射・点滴）	25	65	62.5
ドレーン・チューブ類の使用管理	15	80	76.9
医療用具（機器）の使用管理	12	92	88.5
処置	8	100	96.2
食事の介助	4	104	100.0

合計件数　104

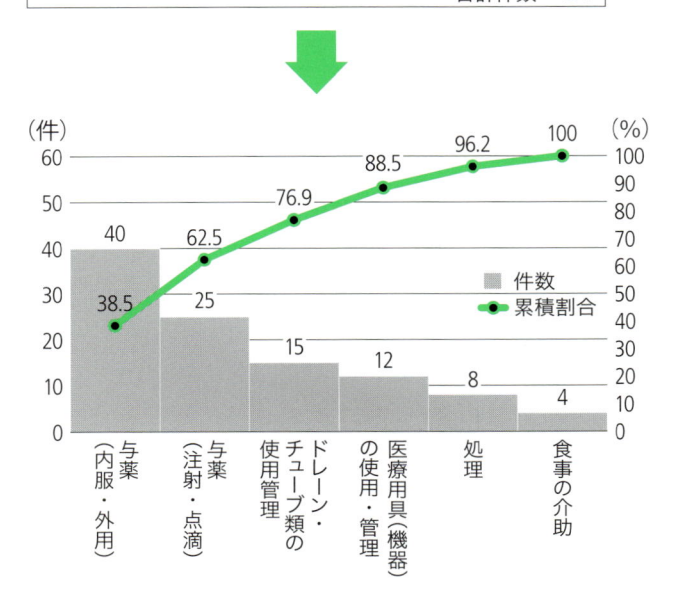

第3章　問題解決のためのツール

Fig3-10　パレート図で薬剤エラーの発生時間帯を調べる

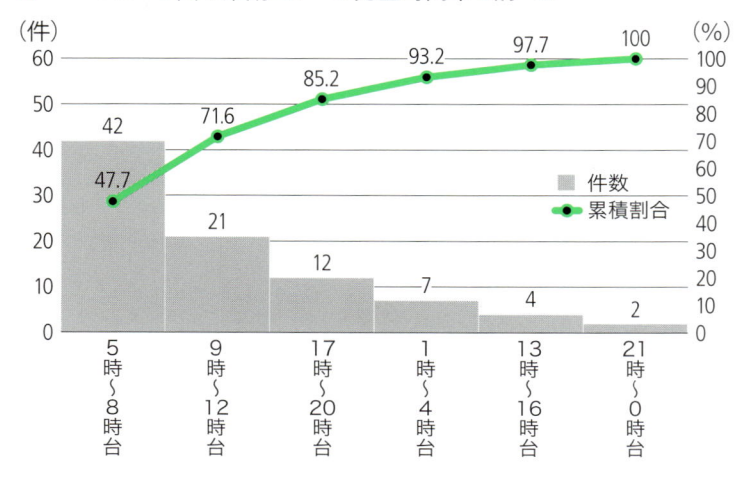

時間帯	件数	累積割合(%)
5〜8時台	42	47.7
9〜12時台	21	71.6
17〜20時台	12	85.2
1〜4時台	7	93.2
13〜16時台	4	97.7
21〜0時台	2	100

> 5〜8時台＋9〜12時台で全体の7割を超えている

Fig3-11　パレート図で薬剤エラーの要因を調べる

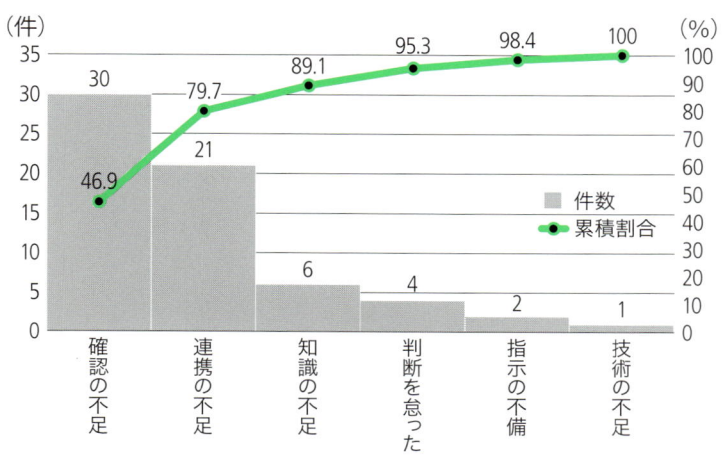

要因	件数	累積割合(%)
確認の不足	30	46.9
連携の不足	21	79.7
知識の不足	6	89.1
判断を怠った	4	95.3
指示の不備	2	98.4
技術の不足	1	100

> 「確認の不足」と「連携の不足」で8割近い累積割合となっている

ツール5 親和図

　親和図とは、定性的な情報（言葉や文字で表される質的データ）を類似性によってグルーピングして、整理、集約する方法です（**Fig3-12**）。

　問題を見出したり（ステップ1）、状況を把握したり（ステップ2）、解決策を立案したり（ステップ4）する際に役立ちます。大量の情報によって構成されていて、混沌としているようなときは、親和図を活用して整理します。

　親和図は、以下の手順で作成します。

❶親和図を作成するテーマを決める
❷テーマに必要な事柄をカードに書き出す
❸類似した事柄のカードをグループ化し、各グループにカテゴリ名をつける
❹グループがどのように構成されているかを図解する

Fig3-12　看護技術習得についての親和図の例

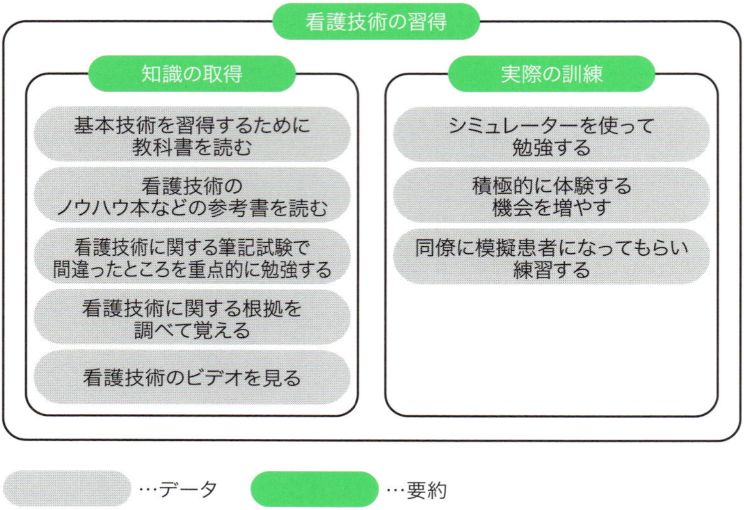

```
┌─────────────────── 看護技術の習得 ───────────────────┐
│                                                      │
│  ┌──── 知識の取得 ────┐      ┌──── 実際の訓練 ────┐  │
│  │                    │      │                    │  │
│  │ 基本技術を習得するために │  │ シミュレーターを使って │  │
│  │   教科書を読む      │      │      勉強する      │  │
│  │                    │      │                    │  │
│  │   看護技術の        │      │   積極的に体験する   │  │
│  │ ノウハウ本などの参考書を読む │ │    機会を増やす    │  │
│  │                    │      │                    │  │
│  │ 看護技術に関する筆記試験で │  │ 同僚に模擬患者になってもらい │
│  │ 間違ったところを重点的に勉強する │ │     練習する     │  │
│  │                    │      │                    │  │
│  │  看護技術に関する根拠を │                         │
│  │      調べて覚える    │                         │
│  │                    │                         │
│  │  看護技術のビデオを見る │                         │
│  └────────────────────┘      └────────────────────┘  │
└──────────────────────────────────────────────────────┘
```

　　▭　…データ　　　▬　…要約

ツール6 特性要因図

　特性（問題）と、それに影響を与えるさまざまな要因を系統的・階層的に整理し、魚の骨の形で図式化したものが特性要因図です。一般的に、右端（魚の頭の部分）に特性を書き、大骨、中骨、小骨、孫骨の順に要因をあげ、要因の抽象度を下げて（具体度を上げて）いきます。大骨、中骨、小骨、孫骨の分類基準のレベルは同じになるようにします（**Fig3-13**）。

　特性要因図は、以下の手順で作成することができます。

❶対象となる特性を決める
❷一番右側（魚の頭）に特性を書き、魚の頭に向かって太い矢印（背骨）を引く
❸要因の大分類項目を決めて、四角で囲む。大分類項目は抽象度が高いものにする
❹大分類項目から背骨に向かって大骨を引く
❺大骨→中骨→小骨→孫骨の順に要因をあげ、その順番に沿って線も書きいれていく。要因は、具体的な解決策をあげることができるレベルまで掘り下げる。解決策が立案できるまで要因が明確になっていれば、小骨で止めてもよい
❻重要な要因に印をつける。すべての要因について解決策を立案することは困難であり、中には解決できないものも含まれている場合がある。このため、解決の重要度や解決策の有効性に基づいて、重要な要因を抽出するようにする

Fig3-13　特性要因図の例

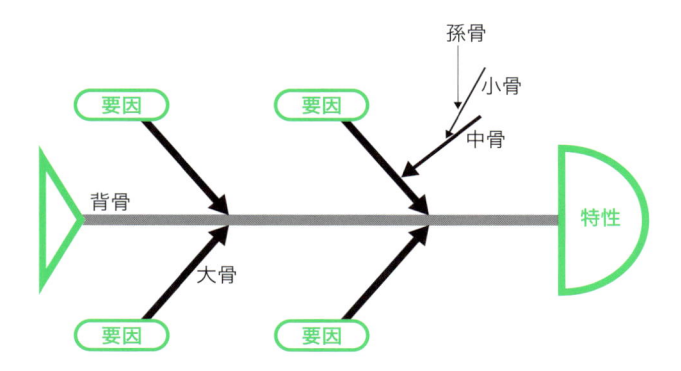

要因の大分類は特性に合わせて設定する。特性の要因を洗い出すフレームワークとして活用してもよい。例えば、4M「人（MAN）」「設備（MACHINE）」「材料（MATERIAL）」「方法（METHOD）」等を活用できる

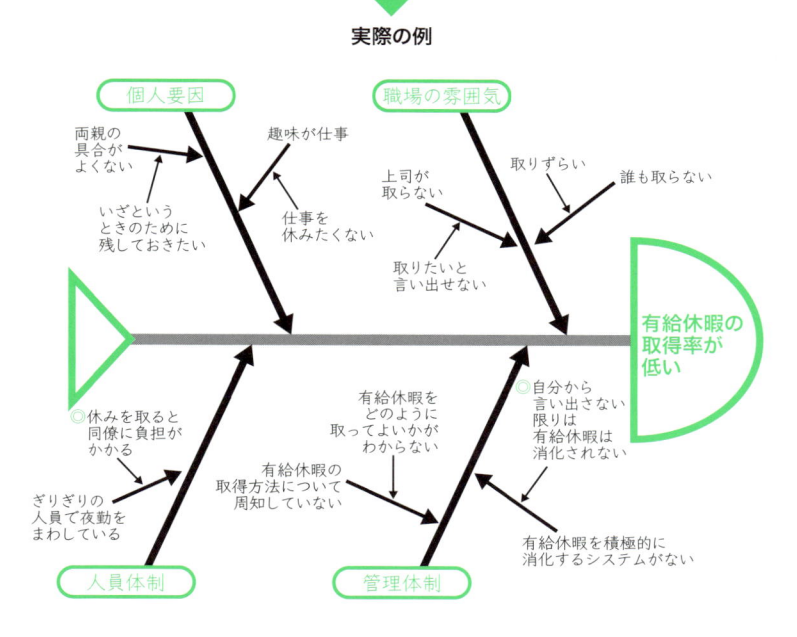

実際の例

ツール 7 表

　ステップ 2 で状況を把握したり、ステップ 3 で問題を共有する際など、文章で長々と書くよりも表の形式にすることで格段にわかりやすくなることがあります。**Table3-1** は、患者満足度調査の自由記載欄に書かれた内容を表の形式にまとめたものです。こうすることによって、どのような指摘事項があったのか、今後、誰がどのような対応をしていくのかがわかりやすく整理されています。

　また、表は得られた情報を比較するときにも力を発揮します。単に箇条書きをした場合よりも、表にまとめたほうが両者の比較が一目瞭然となります（**Fig3-14**）。

Table3-1　患者満足度調査の自由記載欄の内容を表にまとめる

カテゴリー	指摘事項	検討事項	担当者
待ち時間	・待ち時間がわかるようにしてほしい ・待合室にテレビを置いてほしい	・待ち時間表示システム導入の検討 ・テレビ設置の検討	・情報システム部 ・施設課
患者対応	・受付の言葉遣いが気になった ・看護師の私語が気になった	・接遇研修の見直し	・医事課 ・看護部
院内環境	・食事をとれるスペースがあると良い ・Wi-Fi を使えるようにして欲しい	・院内カフェの導入検討 ・無線 LAN 導入の検討	・経営企画室 ・情報システム部

わかりやすい表を作るコツは項目の設定にあります。具体的には、

❶ **共通している項目を見つける**
❷ **重要な順に左から並べる**

ことが大切です。一度で完璧な表ができあがることは、あまりありません。できあがった表を眺めながら、項目を追加してみたり左右を入れ替えてみたり、どんどん手を加えてみてください。

Fig3-14　箇条書きを表にすることで「比較」ができる

単なる箇条書きだと、診療科による違いはわかりづらい

- 婦人科…医師3名、月〜金、9:00〜15:00、ただし金曜日は2名体制、予約制
- 整形外科…医師2名、月・水・金、8:30〜14:30、来院順
- 消化器内科…医師4名、木・土・日休診、9:00〜15:00、内視鏡は予約制

表にすると、診療科ごとの比較が一目瞭然

診療科	医師数	診療日	診療時間	予約制	備考
婦人科	3	月〜金	9:00〜15:00	○	金曜のみ医師2名
整形外科	2	月・水・金	8:30〜14:30	×	
消化器内科	4	月・火・水・金	9:00〜15:00	△	内視鏡のみ予約制

ツール 8 コンセプト図

　ステップ3で問題を共有するとき、口頭あるいは文章で伝えようとしても、なかなか上手く伝えられないことがあります。そのようなときに使うと便利な手法が、このコンセプト図です(**Fig3-15**)。

　コンセプト図には決まった型があるわけではありません。円や四角形や三角形や矢印を使って、概念や関連性を図に表すだけです。パワーポイントなどのツールを使う必要性もありません。筆者（鐘江）はいつも不要になった資料の裏紙を使用しています。ある病院の事務長さんは、A3サイズのホワイトボードを常に持ち歩き、スタッフと話をするときは、そのホワイトボードに自分の考え方やアイデアを図で書き表し、必要なときはコピーをとるという方法でコ

Fig3-15　看護師の業務分析についてのコンセプト図の例

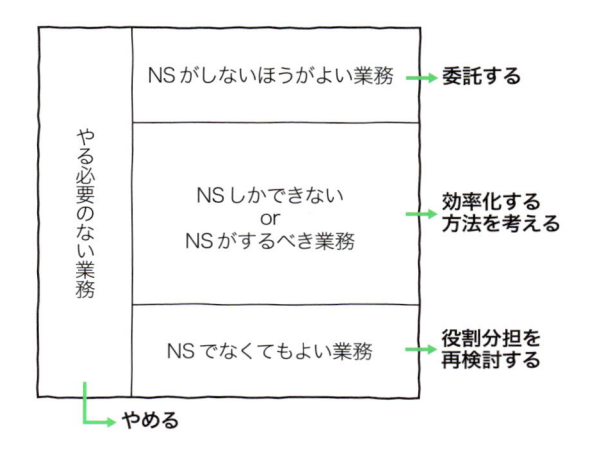

やる必要のない業務 → やめる	NSがしないほうがよい業務 → **委託する**
	NSしかできない or NSがするべき業務 → **効率化する方法を考える**
	NSでなくてもよい業務 → **役割分担を再検討する**

ミュニケーションをしているそうです。
　コンセプト図の良いところは、相手の理解を確認しながら話を進められる点にあります。こちらの提示した図が相手の理解と違っていれば、その場で図の中に線を書き入れ、双方の理解をすりあわせることができます。慣れてくると、コンセプト図なしでコミュニケーションを取ることが不安に思えてくるほど、コミュニケーションツールとしては強力です。是非、積極的に使ってみてください。

ツール 9 プロセスマップ

　筆者（鐘江）が最も頻繁に使用しているツールがプロセスマップです。なぜなら、病院で行われているすべての行為がプロセス（作業・工程）の集合体だからです。例えば外来診療は、患者さんが来院し、受付⇒問診⇒検査（採血、放射線など）⇒診察⇒会計を経て帰宅するという一連の作業（＝プロセス）で構成されています。この流れを工程ごとに分解し、図で示すことによって、それぞれの工程の関係性や時間的な前後関係を「見える化」することができます。これを「プロセスマップ」と言います（**Fig3-16**）。

　病院のプロセスには、他の業界ではあまり見られない２つの特徴があります。１つめの特徴は、**すべてが「人」によって行われている**点です。製造業もプロセスの集合体ですが、必ず機械で自動化されている工程があります。病院でもさまざまな機器が使用されていますが、完全に自動化されているところはなく、必ず人間（医療者＋患者）がかかわっています。

　２つめの特徴は、これらの工程がすべて別々の人によって行われていることです。上の外来診療の例で言えば、受付は事務職員、問診は看護師、検査は検査技師、診察は医師といった具合に、一人の患者に対して複数のスタッフがサービスを提供します。しかも、そのスタッフの専門領域（職種）がすべて違うのです。

　病院の業務を理解・分析するうえで、院内のプロセスを正しく理解し、分析することはとても重要です。そこで、このプロセスマップが大きな力を発揮します。医療者の中には、自分の前後の工程で

Fig3-16　外来化学療法の流れをプロセスマップで示す

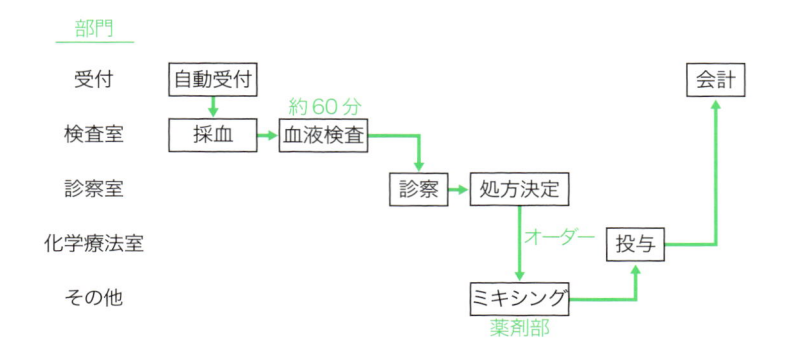

```
部門
受付        自動受付                                          会計
                        約60分
検査室      採血 → 血液検査
                              ↓
診察室                     診察 → 処方決定
                                    ↓ オーダー     投与
化学療法室
その他                              ミキシング →
                                    薬剤部
```

何が行われているのかを知らない人も多いようです。今、自分の目の前にいる患者さんが、受付でどのような説明を受けてきたのか、そのすべてを把握している医師や看護師は少ないのではないでしょうか。例えば、放射線検査室に来る前に、患者さんが診察室でどのような話を聞いてきたのか、そのすべてを把握している検査技師は少ないのではないでしょうか。もしかすると、必要な伝達事項が抜け落ちているかもしれませんし、両方で同じことを説明しているというムダが発生しているかもしれません。

　そのような、業務の「モレ」や「重複」を明らかにする際にも、このプロセスマップが役立ちます。

ツール 10 ガントチャート

　ガントチャートはプロジェクト管理や生産管理などで活用されており、医療現場で使用されているクリティカルパス（クリニカルパス）の原型です。ガントチャートは、横軸に期間（時間）、縦軸に作業項目をとってマトリックスで表し、各作業の所要時間を横軸の期間に比例した長さの横棒で表します（**Fig3-17**）。

　複数の作業が複雑に入り組んだ工程を管理しようとすると、各作業の関係性がわかりにくく、どの作業とどの作業が時間的に重なっているのかを把握しにくくなります。ガントチャートにより、各作業がどのように遂行されていくのかが可視化されます。このため、プロジェクトのスケジュールが一目でわかり、また作業の進捗管理

Fig3-17　ガントチャートの例

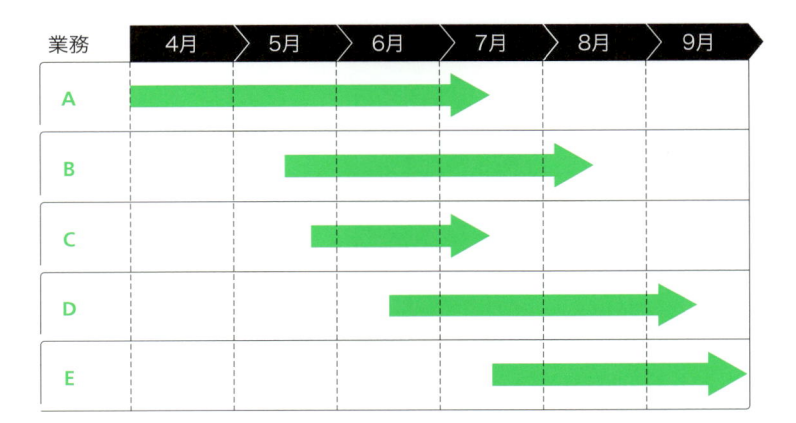

業務	4月	5月	6月	7月	8月	9月
A	██████████████→					
B		████████████→				
C		██████████→				
D			████████████→			
E				████████████→		

がしやすくなります。

　工程同士の関係性（例：ある工程が終わらなければ、次の工程には進めない）や、それぞれの工程の長さを目に見える形で表現することによって、部門横断的なプロジェクトを推進するうえでとても役立ちます（もちろん、病棟内でのプロジェクトであっても十分に有効です）。

▼病院と「時間」という切り口

　病院は24時間・365日ノンストップで動き続けています。これは、当たり前のように思われていますが、実はとんでもなくすごいことです。コンビニも24時間営業ですが、午後2時と午前2時では訪れる客の数が全然違います。しかし、病気に時間は関係ありません。夜中でも昼間と同じレベルのケアが当たり前のように求められます。したがって、病院で問題解決に取り組むうえで、「時間」という要素を無視することはできません。

　「あるインシデントが特定の時間帯に発生していないか？」「ある業務が特定の時間帯に集中していないか？」など、さまざまなことを「時間」という切り口で分析することで、見えてくるものがたくさんあります。「時間帯別」というキーワードを常に頭に置いて、分析作業を進めるよう、心がけてみてください。

ツール11 ECRS

　ECRSは「改善の4原則」で、「排除(Eliminate)」「統合(Combine)」「交換（Rearrange）」「簡素化（Simplify）」の4つの頭文字をとったもので、E⇒C⇒R⇒Sの順番で考えると、短時間で高い効果が得られると言われています。

　「排除（Eliminate）」では「**なくせないか？**」を検討します。例えば、業務の効率化を図るために「申し送りを廃止できないか」を考えるのは、「排除（Eliminate）」です。

　「統合（Combine）」では「**一緒にできないか？**」を検討し、効率化を図ることができないかを考えます。例えば、看護記録を通じて申し送りができるシステムを作れないかを考えるのが「統合（Combine）」です。

　「交換（Rearrange）」では、仕事や作業の「**順序の変更はできないか？**」を検討します。例えば、患者の点滴の交換がある時間帯に集中し、作業がまわらなくなってしまっているようなときに、患者間で点滴投与の開始時間をずらし、交換時間が重ならない調整を検討するのが「交換（Rearrange）」です。

　「簡素化（Simplify）」では「**単純化できないか？**」を検討します。これは、ある作業を省略しても、同じ効果を得ることができないかを考えます。例えば、プレミクスト製剤の使用は、輸液に薬剤を混注する作業が不要になりますが、効果が変わることはありません。

ツール12 PDCAサイクル

　PDCAサイクルは、「計画（Plan）」「実行（Do）」「評価（Check）」「改善（Act）」のプロセスを順に実施していくマネジメントサイクルです。問題の解決策の計画がPlan、計画の実行がDo、計画と実行の評価がCheck、そして評価に基づいて必要に応じて改善を検討するのがActです（**Fig3-18**）。解決策を仕組み化するためには、PDCAサイクルを通じて解決策の標準化を図り、定着させていくことが必要になります。

Fig3-18　PDCAサイクル

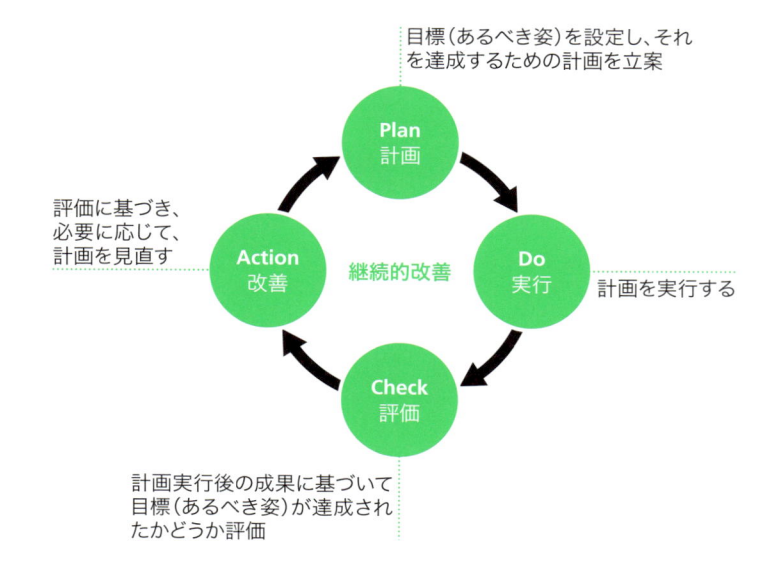

- **Plan 計画**：目標（あるべき姿）を設定し、それを達成するための計画を立案
- **Do 実行**：計画を実行する
- **Check 評価**：計画実行後の成果に基づいて目標（あるべき姿）が達成されたかどうか評価
- **Action 改善**：評価に基づき、必要に応じて、計画を見直す

継続的改善

索引

▼数字・欧文

4P	33
5W1H	70,72
7ステップ	130
Act	162
Analysis	122
Balanced Scorecard	48
BSC	48,49
Check	162
Combine	161
Control	122
Define	122
Diagnosis Procedure Combination	89
DMAIC	122
Do	50,162
DPC包括評価	89
EBP	85
ECRS	161
Eliminate	161
Evidenced Based Practice	85
Improve	122
Measure	122
MECE（Mutually Exclusive and Collectively Exhaustive）	130,131,132,142
―を活用するコツ	135
Opportunity	133
PDCAサイクル	24,162
Period	33
Perspective	33
Plan	50,162
Position	33
Purpose	33
Rearrange	161
See	50
Simplity	161
Stregth	133
SWOTのフレームワーク	134
SWOT分析	52,53,133
Threat	133
Weakness	133

▼あ行

アセスメント実施率	60
あるべき姿	19,21,32
「あるべき姿」と「現状」のギャップ	20
アンケート調査	86
一般環境分析	52,54
意味のあるデータ	87
インシデントレポートの書き方	126
インシデントレポートの件数	59,60

因数分解 77,79,80,83
　－，問題解決につながる 78
インセンティブ 62,63
インデックスの設定 127
院内情報システム 86
衛生要因 133

▼か行
解決策 99
　－のアイデアを抽出する 100
　－の価値 103
　－の絞り込み 104
　－を評価する公式 104
解決すべき問題 65
改善 122,162
　－の4原則 161
外部環境 52,53,133
　－分析 54
学習・成長の視点 48
仮説 91
仮説検証 96
仮説思考 8,41,42,86,91
課題達成 9
看護管理者
　－に求められるリーダーとマネジャーの役割 38
　－の重要な役割 44
看護管理における問題解決 8
看護技術習得についての親和図の例 150
看護業務改善のためのアンケート調査 62
看護業務をマトリックスで分析する 145
看護師
　－の業務分析についてのコンセプト図 155
　－の離職要因 97
看護師業務軽減の解決策 104
看護師長のマネジメント能力 96
患者アンケートの設計 88
患者・家族のニーズを探る 64
患者数 59

患者満足度調査 63,64,153
簡素化 161
ガントチャート 95,113,159
管理 122
機会 52,133
危険の回避 24
期待される効果 103
既知の問題 29
脅威 52,133
競合調査 87
緊急度 65,66
　－の高い問題 67
空間軸 33,34
クリニカルパス 159
計画 162
顕在化している問題 22,24
検査件数 59
現状 19,21
　－とあるべき姿 36,37
　－を是認するパターン 31
交換 161
顧客の視点 48
個人の目標 50
個人要因 134
根拠に基づいた臨床 85
コンセプト図 95,155

▼さ行
財務の視点 48
採用調査 87
サマリー 125
　－のテンプレート化（標準化） 126
残業時間数 59,60
時間 103
時間軸 23,33,35
仕組み化 121,122
自己統制 50
仕事の振り返り 50
市場環境分析 52,54
師長レベルで取り組む問題 26
シックス・シグマ 108,122
実現可能性 103
実行 162

実行率	106
実際の姿	19
自分たちの取り組むべき問題	58
重要度	65,66
－も緊急度も高い問題	67
－・緊急度マトリックス	66
手術時間	79,80
手段の目的化	6
主任レベルで取り組む問題	26
情報システム	127
将来のビジョンを描けないパターン	32
職員の満足度	80,81
褥瘡発生率	60
職場要因	134
診断群分類包括評価	89
親和図	149
数値化	65
スケジュール	110
ステークホルダー分析	114
ステレオタイプ	32
正確性	80
設定型の問題	22,24
設定した目標と現実との差異	25
セルフコントロール	50
ゼロベース思考	35,40,41
潜在化している問題	22,23
創造力・想像力	99
測定	122
組織	
－の目標	50
－の理念	44
ソフトの4S	55

▼た行

立場軸	33,34
知識と経験の共有	125
強み	52,133
ディーメイク	122
定義	122
定性データ	81
定性目標	46,47
定量データ	81,82,86

定量目標	46,47
定例会議	115
データ収集方法	95
データ分析の6つの手法	95
データ分析方法	95
転倒・転落予防策	126
動機づけ要因	133
統合	161
当事者意識	27
投書システム	61
投書箱	64
特性要因図	151,152
トップダウン	73,74
ドメイク	122
ドリルダウン	92

▼な行

ナースコールを減らす方法	126
内部環境	52,53,133
－分析	55
内部業務プロセスの視点	48
延べ患者数	60

▼は行

ハードの3S	55
背景因子	30
排除	161
話し合い	65
パブリックデータ	87
バランスト・スコアカード	48
パレート図	146
－で薬剤エラーの発生時間帯を調べる	148
－で薬剤エラーの要因を調べる	148
－の作成手順	147
表	95,153
費用	103
評価	162
病床稼働率	59,60
病棟・部署	
－における目標の設定と推進	44
－の目標の設定，BSCに基づいた	49

病棟目標の設定と推進……………46
深掘り………………………………92
プッシュ（押す）型………………128
プル（引く）型……………………128
ブレーンストーミングの4原則
　………………………………100,101
プレゼンテーション能力…………95
プロジェクト………………108,110
　－のゴール………………………118
　－の成果を共有する……………125
プロジェクト・チャーター…108,109
プロセスマップ………………95,157
　－，外来化学療法の流れを示した
　……………………………………158
文章化………………………………69
分析…………………………………122
ベストプラクティス………………124
ほう・れん・そう…………………114
ポジティブ思考…………………42,43
ボトムアップ……………………73,74

▼ま行
マッキンゼーの7S………………52,54
マトリックス………………95,144,145
マネジメントの能力，看護師長の…96
マネジャーの役割，看護管理者に求め
　られる……………………………38
未知の問題…………………………29
ミッシー……………………………130
申し送りの効率化…………………126
目的軸………………………………33
目標（あるべき姿）………………24
目標管理……………………………50
　－のサイクル……………………51
目標設定と目標達成手段の立案…50
目標達成手段の実行………………50
目標の設定と推進，病棟・部署におけ
　る…………………………………44
モニタリング………………………59
　－する指標………………………60
問題…………………………………83
　－と課題の違い…………………21
　－に対する当事者意識…………27

　－の3つのパターン………………25
　－の本質…………………………30
　－を共有する……………………73
　－を文章に落としこむ…………69
問題意識を持つ風土………………28
問題解決……………………………44
　－におけるリーダーシップとマネジ
　メント……………………………39
　－における理念，目的，現状の関係
　……………………………………45
　－につながる因数分解…………78
　－の進め方………………………122
　－のスタート……………………58
　－のステップ……………………38
　－のプロセス……………18,118,119
問題解決術…………………………38
問題解決力…………………………18
問題発見力………………………18,27

▼や行
有給休暇取得率…………………59,60
優先順位……………………………102
ゆとり世代の特性…………………40
要因分析のロジックツリー………94
要素を分解する……………………77
要約資料……………………………125
予期せぬ結果………………………19
横展開………………………………128
弱み………………………………52,133

▼ら行
リーダー
　－とマネジャーの違い…………39
　－の役割，看護管理者に求められる
　……………………………………38
理想…………………………………19
　－と現実との差異………………25
累積比率……………………………146
ロジックツリー……78,80,81,95,130,136
　－，要因分析の…………………94
　－による解決策の立案…………141
　－を活用する……………………136
　－を使いこなす！………………143

ーを使うコツ......................140
　　ーを使って事象から問題を探る..137
　　ーを使って問題の実態を把握する
　　　..................................138
　　ーを使って要因を分析する............139
　論理ツリー..................................78

論理的思考......................38,91
論理的思考力..................95,99

▼わ行
ワークプラン......................111,113
ワークライフバランス実現................31

小林美亜（こばやし・みあ）

1995年聖路加看護大卒。病棟勤務を経て、東京医科歯科大学大学院医学系研究科博士前期課程修了。New York University Ph.D取得。東大病院国立大学病院データベースセンター副センター長、国立病院機構本部総合研究センター診療情報分析部主任研究員、千葉大学医学部附属病院地域医療連携部特命病院教授、静岡大学創造科学技術大学院特任教授などを経て2022年4月より山梨大学大学院総合研究部医学域臨床医学系（附属病院病院経営管理部）特任教授。

鐘江康一郎（かねがえ・こういちろう）

1995年 一橋大学商学部卒業。ベイン・アンド・カンパニー、日本オラクル、GEキャピタルに勤務。2000年に面会したピーター・ドラッカー氏の「非営利組織にこそマネジメントの本質がある」という言葉に触発され、病院経営の道へ。2004年医療法人社団健育会理事長室、Swedish Medical Center Quality部を経て、2007年から聖路加国際病院入職、2010年より経営企画室マネジャーを務める。2014年4月株式会社クオリズム（現：クリプラ）創業。2020年に東京医科歯科大学の学外理事に就任（副理事・特任教授）。University of Washington MHA（医療経営管理士）。